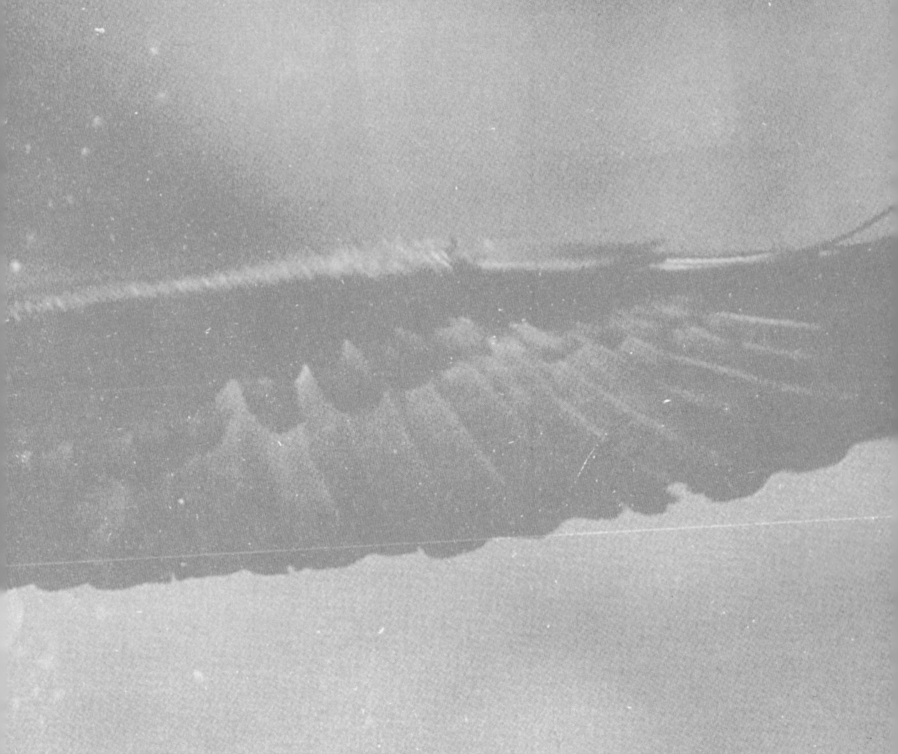

大展好書　好書大展

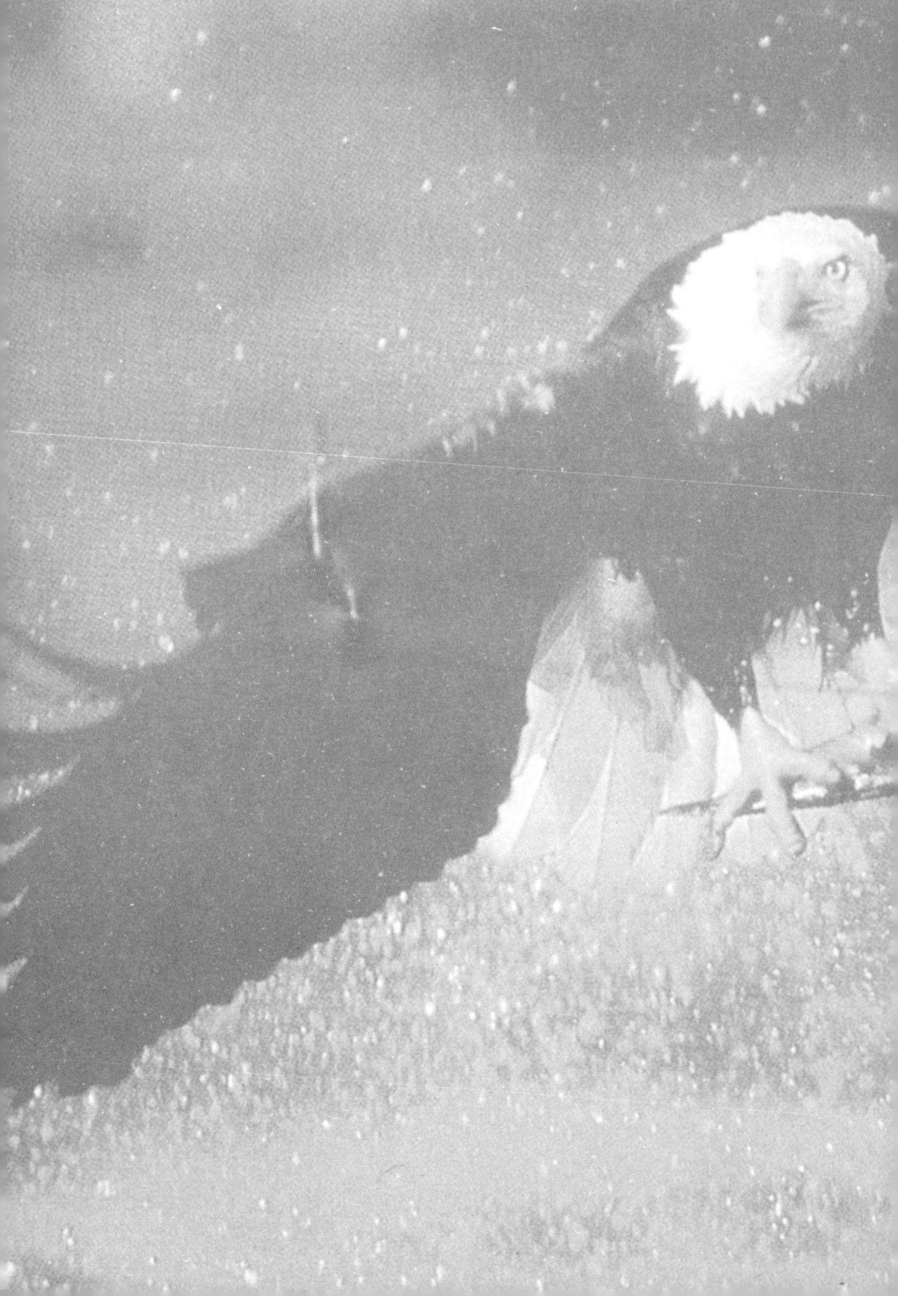

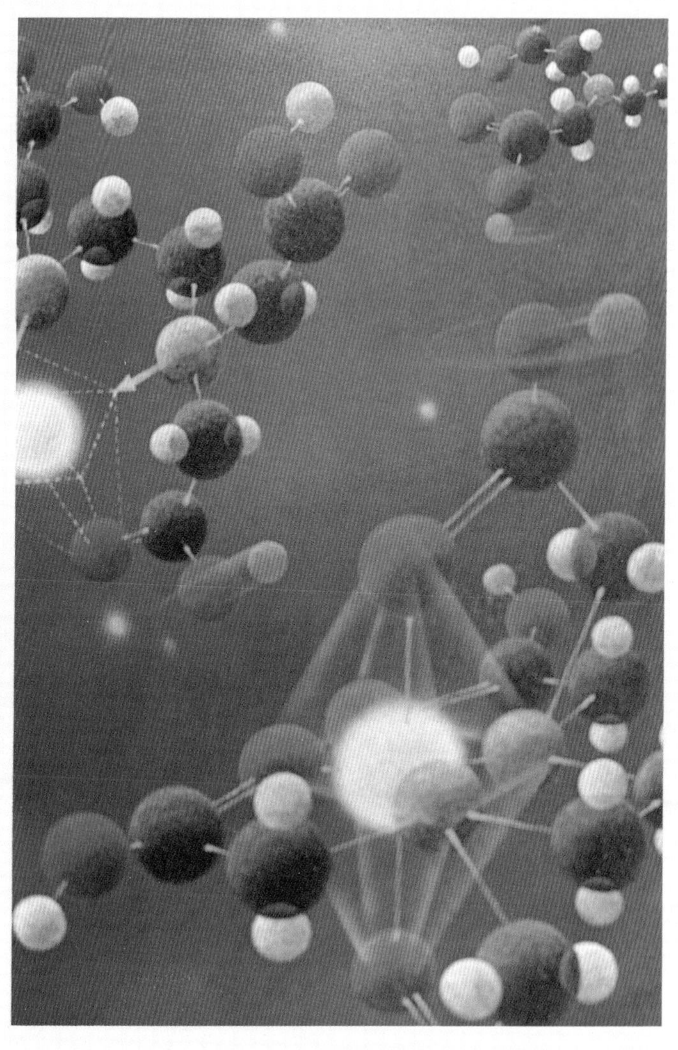

E.D.T.A.的原子構造以及鈣原子（白色）正被引入的情形

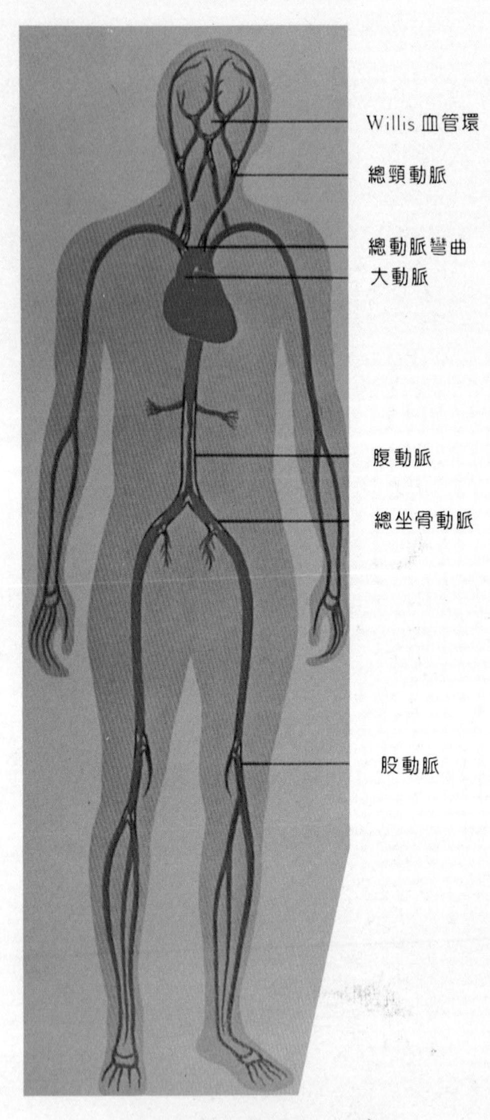

人體內最常見硬化的血管

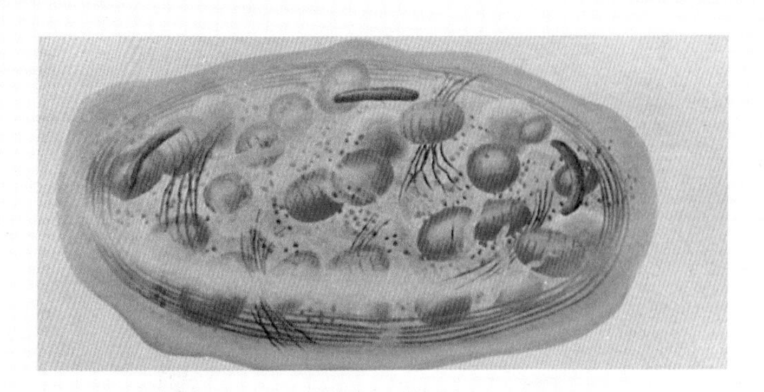

接受 EDTA 治療前體內血小板的情形

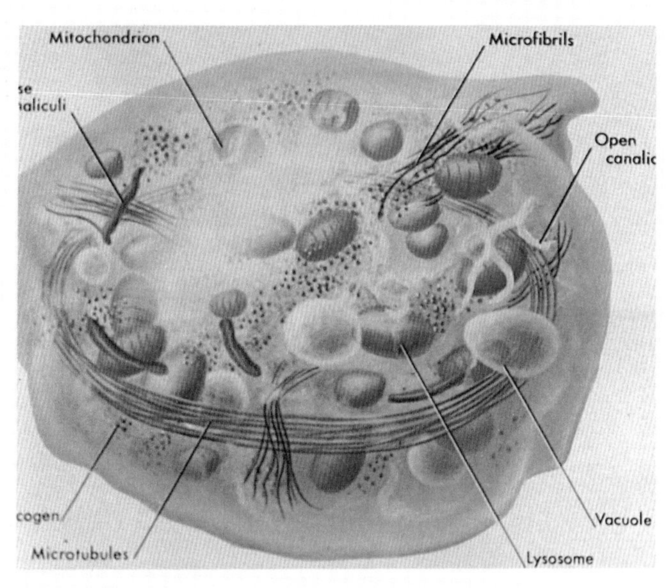

接受 EDTA 治療後體內血小板的情形

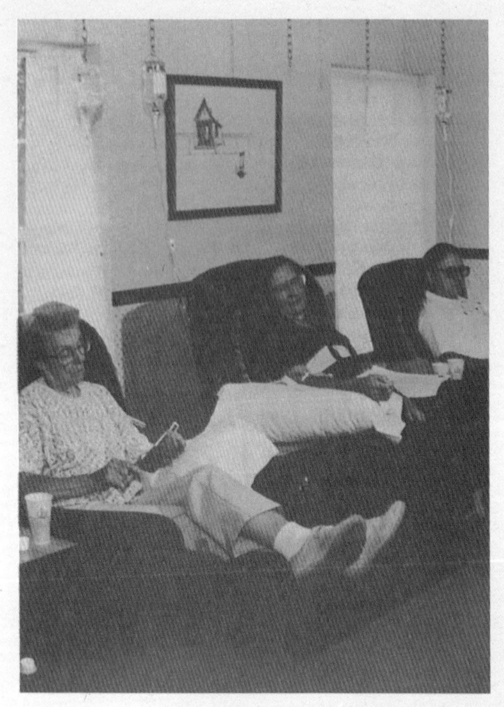

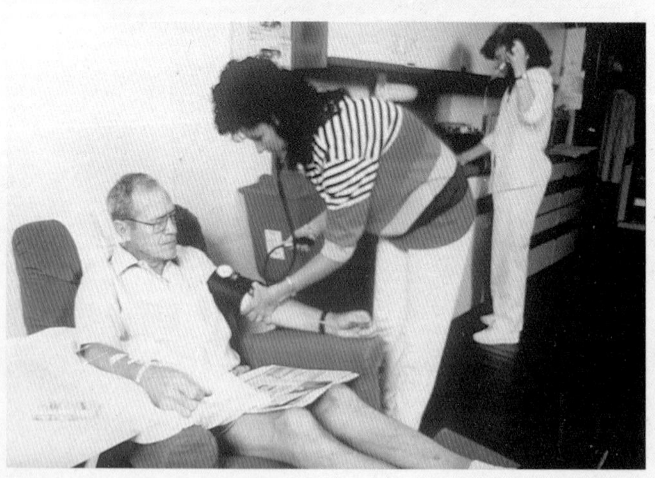

病人們正在接受治療的情形

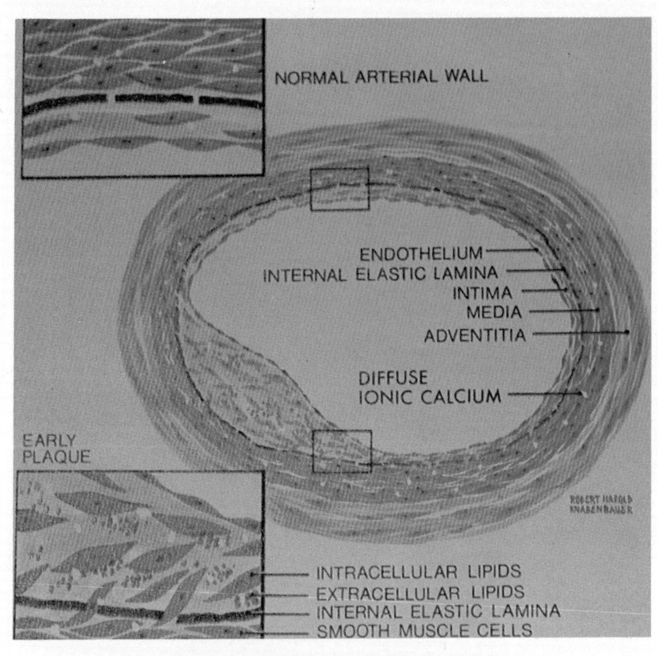

血管內膜在硬化早期時的情形

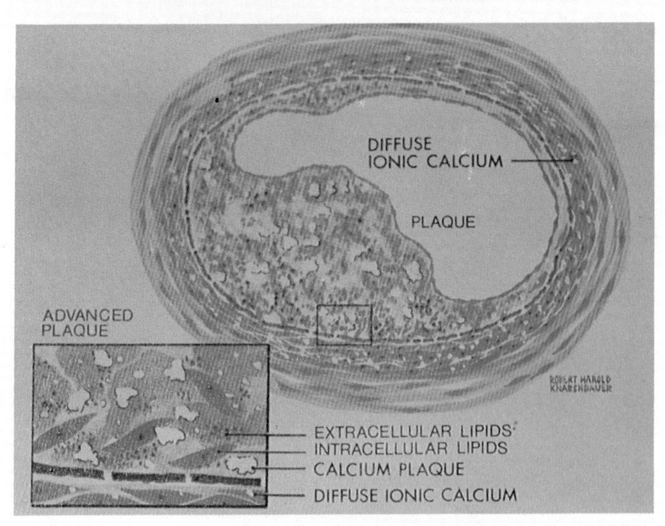

血管內膜在硬化晚期時的情形

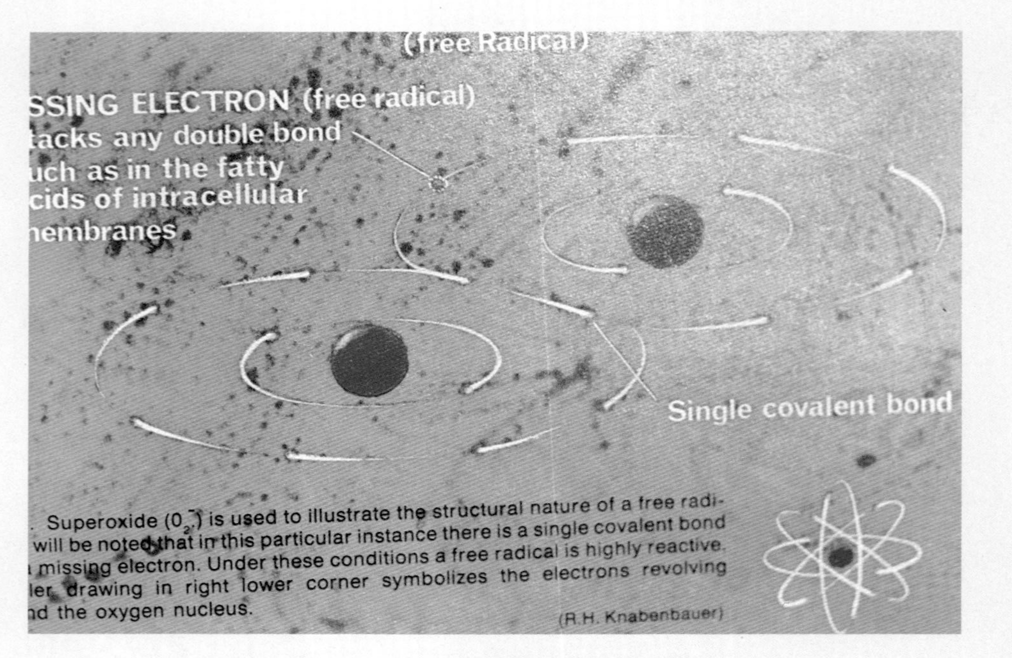

（Free Radical）自由微離子的存在情形

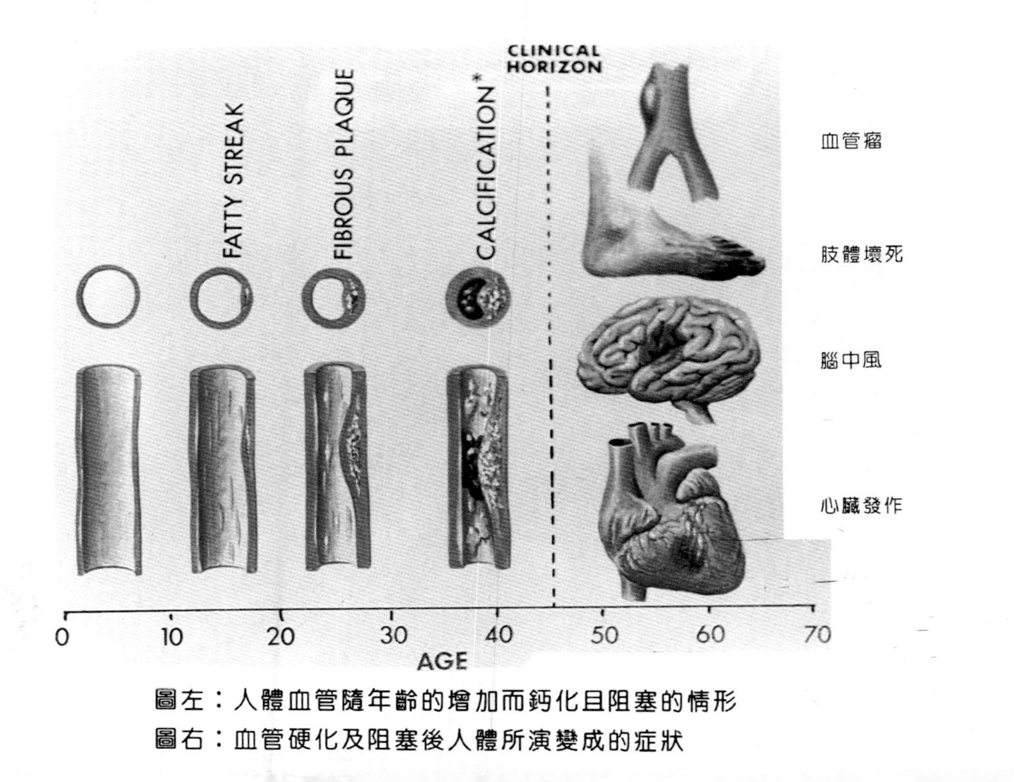

圖左：人體血管隨年齡的增加而鈣化且阻塞的情形

圖右：血管硬化及阻塞後人體所演變成的症狀

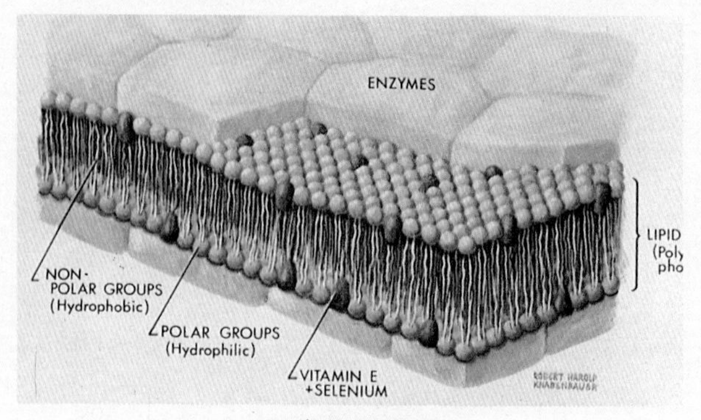

正常的細胞膜

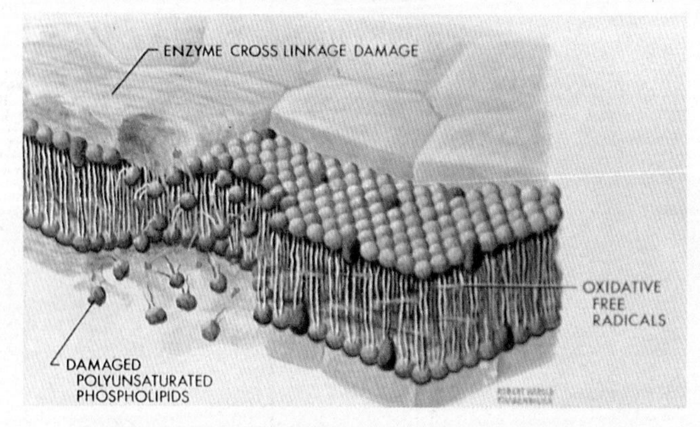

因過氧化作用細胞膜受 Free Radical 損壞的情形

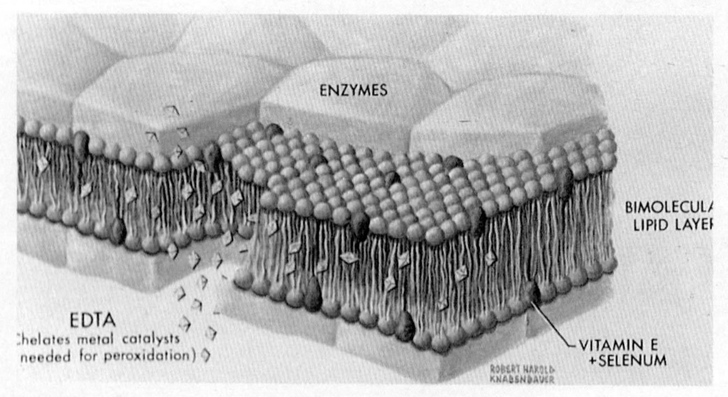

E.D.T.A.保護細胞膜的情形

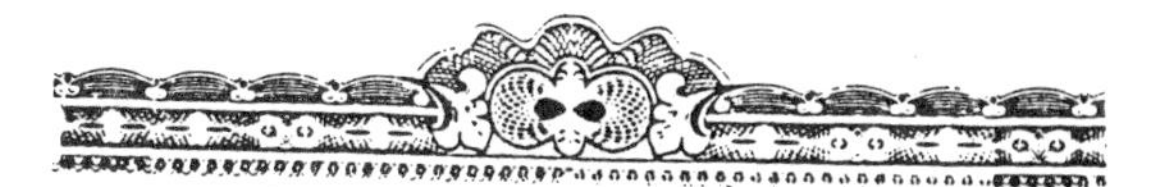

抗衰血癒

楊啓宏／著

序

「抗衰血癒」是「預防醫學」上的一個大發現。近半個世紀以來，醫生們能夠以簡單的方法，從血管輸入某些藥品，而後慢慢可以將血液裡面的廢物清除殆盡，而且還可把硬化了的血管變軟，使它變成更年輕，更富生命的活力。「抗衰血癒」還可用來幫助關節炎、衰老症甚至於癌症等等的問題上面。

可惜，這門學問僅僅在歐洲及美國的醫學界上流行，我們東方的醫師們還沒有人將這種療法引進我們的社會裡。

作者在美國經過此種訓練，也爲無數病人做此種治療多年。深覺得我們東方人實在太可憐了。我們不但有權利知道這門學問，而且也是有權利來分享「抗衰血癒」的益處。

有本於此，作者希望能夠利用這本書，一方面把這種療法介紹到我們的社會上，讓東方人也能夠分享這個好處；同時也有一點抛磚引玉的用意，希望本書能夠激起國內醫學界的共鳴，使我們也能夠在預防醫學上下一些工夫，能夠跟歐美國家看齊邁進，也能使「抗衰血癒」在東方爲國人盡點力量，這也就是作者編著這本書的最大心願了。

楊啓宏醫師聯絡地址

CH1. H. YANG.M.D

P.O.Box 2532

SAN GABRIEL, CA.91778－2532

U.S.A.

目録

【第一章】總論

醫學可以分成兩種，一種叫做「治療醫學」，另一種叫做「預防醫學」。

所謂「治療醫學」，就是我們日常天天看到的那種醫學了。你生了什麼樣的毛病，就要使用某些特別的方法來治療，使之痊癒。如果一個人頭痛，那就應該使用頭痛藥來醫治頭痛病。另外一個人，身體裡面長了大腸癌；那麼醫生就可能要利用開刀或X光治療法來爲他除去身上的病害。今天我們可以看到的百分之九十五的醫學，都是上面所說的所謂「治療醫學」了。

還有一種醫學，叫做「預防醫學」。醫師們經過千辛萬苦的研究，發現我們身體上如果發生某些情況，極可能導致某種特別的疾病。譬如說，抽煙的人容易得到肺癌；太陽曬太多的人容易患皮膚癌等等。有了這些發現之後，醫師們再進一步研究如何來預防這些疾病的發生；甚至於，在疾病已經知道將要發生的前一刻，還能夠想辦法來阻止它。譬如，有一個抽煙上癮多年的人，最近常常有胸痛的感覺，眼看心臟病、肺癆病或是肺癌症即將發生了。在這個時候，「預防醫學」的專家們，還可能使用某些方法來防止以上講過的這些情形的眞正發生。像上面說明的情形那樣，醫師們專門把他們的工作及時間用在預防疾病的發生上面，這一種醫學，就叫做「預防醫學」了。

在這個科學進步的工業社會當中，人類很容易罹患疾病，尤其是一些稀奇古怪的疾病。時常聽人家說，某某人一天到晚都在生病，群藥罔治，群醫束手，沒有一個人可以找出病因來。有的人日日疲憊衰弱，天天傷風感冒，痛苦萬分。有些人久年皮膚病不治，有些人年輕力壯就突然死亡，不是中風就是心臟病發作。又有一些人，經年高血壓、糖尿病，腎臟、肝臟及腸胃等器官上的毛病，痛苦不堪，而又是醫藥罔治。更有一些不幸者，罹患上不治的癌症，傾家蕩產，最後還是一命嗚呼，不但家人悲淒，就是患者本身也受盡了百般折磨。爲什麼呢？這原因到底是在那裡呢？

以目前進步的醫學，已經逐漸可以發現這個根本的原因了。這個進步的工業社會，爲我們製造出許許多多的廢物；譬如：工廠、機器以及汽車，大量使用汽油，這自然就會增加鉛中毒的機會；使用農藥成品，也會增加更多重金屬中毒的機會；現在幾乎人人都有喜好油膩美食的習慣，所以，體內膽固醇的增加，血管的硬化更是理所當然的了。

這種種變化，正就在告訴我們，現在我們體內的重金屬及廢物是越積越多，血管也會變得越來越硬，血流的阻塞也是越變越厲害；人體到了這地步便會發生一種惡性循環——血管阻塞，血流不暢，血內的廢物跟著就更增加，血氧慢慢減少，血清酸度逐漸升高——於是，血質變成十分污濁，血管內所攜帶的養分也變成微乎其微了。在這種情況下，我們生命的基本要素減少了，各部器官的功能減退了；於是，生命力開始頹喪，衰老現象也就開始產生了。

在這般惡性循環蹧蹋之下，各種疾病當然就相繼而來了。高血壓、腦中風、心肌阻塞、肝臟病、胃腸病、慢性感冒、常年疲勞、衰老症、慢性皮膚病、甚至於癌症，也都不約而同的會上門來照顧你的。

「抗衰血癒」的療法就是專對以上所敘述的這些問題而來的。一種英文名字叫「EDTA」的藥物，如果將它從血管注射進入身體，它可以快速的在體內產生作用。它能夠把我們體內的廢物、重金屬……等等對我們身體有害的東西，利用電子替代的方法，從體內清除殆盡。

這種藥物本來就已經被應用在化學中毒以及鉛中毒的治療上很久了；現在醫師們把它應用在「抗衰血癒」的療法上。它能夠十分有效的、快速的將硬化的血管壁內的「鈣」取代出來，使管壁變軟，使血液循環暢通；它同時還可以把許許多多的血內廢物清除出來。換句話說，「EDTA」的作用就正是上一節所講的情形的校正作用了。它可以一下子把血管內的廢物清除，把血流暢通，把血氧及血內的養分給予增多。緊接著，體內的血管開始軟化，生命力增加，心臟病的情形也開始好轉，就是其他的內臟功能也都會慢慢往好的方向改變。現在，「抗衰血瘀」不僅已經很廣泛的被使用於治療腦中風、心臟病、血管硬化、關節炎、糖尿病、皮膚病以及肝、胃等內臟毛病上，也普遍的被用來預防衰老症、疲勞症，甚至於癌症的發生呢。

不過，「EDTA」是一種化學合成藥品，它也是有化學合成物所具有的問題。它可能發生過敏反應，也可能因爲它的化學反應及電子的替換作用，而造成體內新成代謝的新的整體問題，這些再再都需要一個有經驗的醫生來幫忙解決。對每一個病人，醫生必須依照他們個人的身體情況，斟酌改變藥品的處方、份量，藥品給予的時間，有時還須加入不同的副藥來專爲這個特殊的病人。

以作者本身學過、做過的經驗，我認爲「抗衰血瘀」確是一種十分有利於健康而且非常有效的醫療方法，他在治療醫學以及預防醫學上都同樣有十分重要的地位。不過，一定要使用得法才可以，否則，弄巧成拙，甚至於還可能危害到生命，那時候，已經爲時太晚後悔莫及了。

最近醫師們還認爲，除了「抗衰血瘀」治療之外，有一點也是十分重要的，那就是飲食以及營養與維他命的維護問題。每一個人每天應該注意給予自己足夠的蛋白質、維他命（尤其是維他命B群及E）、營養分、好的重金屬以及抗過氧化體（Anti-Oxidants）。尤其，當一個人正在進行「抗衰血瘀」治療時，他很可能會發生數種重金屬缺乏的現象，這個時候，你的醫生就應該很小心的，預先就已經給了你大量的重金屬，以免發生缺乏的現象。另外就是飲食的問題，這也是很重要的。你應該多吃含有多量維他命及纖維質，而含少量膽固醇尤其是過氧化脂肪酸的食物。

這些都是「抗衰血瘀」療程當中必須要同時注意的一些事。

作者預備在本書中，詳盡的把「抗衰血瘀」的歷史，它爲什麼有效的原理，它的詳細的治療方法及其治療過程，可能發生的副作用以及必須注意的事項……等等問題，一一提出來討論。當你看完本書之後，你應當有能力去選擇醫生以及決定你是否要開始使用「抗衰血瘀」的療法。

【第二章】

有關「抗衰血癒」的一些歷史故事

在十八世紀的中段時期，奧地利有一位醫師已經發現到，有一種用在解毒方面的藥物能夠造益很多人，不但使許多人不生病，而且使他們的身體比以前更健康、長壽。

第一次世界大戰期間，美國也有醫師發現到一些經過化學炸彈損傷而得到治癒後的病人，他們的身體都比別人較強壯。以後，又發現到一個病人，他的下肢因爲循環不良而將要壞死，醫生已經準備爲他施行截肢手術了；就在他的大腿將要被切斷的前夕，他不幸又遭逢到化學炸彈的襲擊，只好將手術暫時擱置而治療他的中毒；奇怪的事情就發生在他接受化學中毒治療之後，他腿部的壞死情形竟然開始好轉，最後他終於悻免於截肢之難。這些事實，使許多醫生們開始懷疑到，治療中毒所用的E.D.T.A.可能就是這種奇跡的導演者。不過，還是沒有一個醫生眞正的研究出來到底E.D.T.A.是用甚麼方法來創造這個奇蹟的。

直到一九三五年，有些站在醫學尖鋒的醫生們，他們先假設E.D.T.A.眞的能夠製造奇蹟；他們選拔出一些循環不良的病人以及一些即將截肢的患者，使用E.D.T.A.來爲他們治療，結果，每個人都不出所料的個個復原了。於是，從那時候起，美國就已經有醫師開始使用這種叫做E.D.T.A.的藥物來爲病人做增進循環及治療四肢壞死之用了。後來，慢慢地醫生們更進一步瞭解，這種E.D.T.A.的藥品如果經過某些改進並加入一些其他藥物之後，它更可用來清除血管上的污濁沉垢，進而使血液循環改善，有一些患有心臟病或者中風的病人，因接受這種叫做「抗衰血瘀」（Chelation）的治療而受益得救，因此，「抗衰血瘀」便這樣在美國開始風行起來了。

這種「抗衰血瘀」的療法，目前在歐洲國家是最為流行，很多醫生就稱它為血液及血管的清潔療法。其實這個名字並沒有什麼不對，許許多多例子一直在證明，接受治療後的人，他們的血管變得更寬敞，血流變得更舒暢，甚至於很多人因此而避免了心臟開刀或器官壞死之災呢。在歐洲一些有名的度假區，最近常常聽說有人招集一種清血美容的旅行度假團，一趟兩個星期的歐洲度假之旅回來，不但人人心情輕鬆，而且個個又健壯又美麗，眞是一舉數得了。

在美國，「抗衰血瘀」是屬於「預防醫學」的一門。由於「抗衰血瘀」所使用的藥品，是一種醫學界上老早已經使用多時的藥品，所以，一直就沒有甚麼研究基金會撥款出來專門使用在「抗衰血瘀」的項目上做研究工作。各位知道任何研究工作如果沒有金錢來支持它是行不通的，加上外科醫學家們一向不遺餘力地在鼓吹心臟及血管開刀手術，因為這些是具有最大成功希望以及經濟遠景。因此，「抗衰血瘀」就不能在美國風行得像在歐洲那樣如痴如狂了。

不過，目前在美國已經有數千名醫師，組成了一個叫做「美國前進醫學學會」（American Academy of Advanced Medicine），簡稱爲ACAM的團體，專門在爲「抗衰血癒」做研究工作。

這個團體不但定期向外開辦研討會，舉行學術演講；並且還研究出許多方程式及規章來幫忙全世界各處的醫師，以便全世界的醫生們都能在「抗衰血癒」的治療上沒有困難。

確實，進步醫學學會在最近數年內也發現了許許多多新的理論及技術。這些新的發現對於「抗衰血癒」都有很多實際上的幫忙。目前天天都有更多更多的醫師們加入「抗衰血癒」的行列中，爲更多更多的病人們做這種清除血管內廢物以及增進血液循環、促進身體健康的治療。

作者本身從六年前開始加入這個工作之後，深覺得這是一種對人們身體最佳幫助的發現。有鑒於國內醫生們至今還未向社會大衆推廣這種醫術之故，於是特別想藉著本書的出版，向整個中國的社會群衆，尤其是醫學界的人士做最大影響。希望，在不久將來，我們也能夠像歐美各國一般，興起一股傾「抗衰血癒」熱潮。作者本身，覺得這是一種對人體健康及生命活力有利的事，所以，我一定要不辭辛勞、不遺餘力地爲這件事奔走及鼓吹，一直到「抗衰血瘀」也能夠在東方社會裡面掀起高潮，造福我們整個社會內的大衆而後已。

【第三章】

一些實際病例

在還沒講到「抗衰血瘀」療法之前，會把一些實際病例放在前頭先說，是因爲作者覺得「抗衰血瘀」實在太好了，比大家所可能想像的還要好。所以，先把一些實際的病例列舉出來供大家參考。

在這些例子當中，一部分是作者自己的病人，而大部分是來自其他醫生的。很可能，你會在此看到一些你自己或者是你的親戚朋友所罹患的相似的毛病。也許，你本來對這毛病已經心灰意冷，現在看了這些病例，可能會使你增加無比的信心，躍躍欲試「抗衰血瘀」治療，如果眞是這樣的話，那麼，作者的苦口婆心也當會因此而滿足於一二了。

第一節　多種雜亂病症的混合病情

八十六歲的許老太太，不久前剛從新竹縣的鄉下搬到美國。自從幾年前開始，她便覺得體衰無力，全身是病；也曾找過成打的醫生，不論中、西醫甚或跌打損傷的醫生都找過；吃盡了不知多少不同的藥物——配方藥、成藥、草藥或秘方；經過了許多不同的治療，譬如磁床、按摩、針灸等等，結果還是照病無誤。許老太太還有一個奇怪的毛病，那就是小便很臭，顏色及味道都很濃。

許老太太也經過極詳細的身體檢查以及血液檢查，所有的檢查結果，都沒有甚麼不正常。我花了許多時間來跟她解釋有關「抗衰血癒」療法，終於她同意接受治療。

在十幾個療程之後，許老太太深深感受到「抗衰血癒」的神妙了。不但她的疼痛沒有了，而且全身上下精神抖擻，快樂異常，她說，幸虧同意我的建議接受這種新奇治療，不然都幾乎已經忘記身體沒有疾病時的快樂情形了。

之後，許太太不僅繼續回來接受治療，而且還介紹不少老朋友一起來接受診療。

第二節 頸部肌肉神經痛

才三十歲出頭的黃太太，好幾年來沒有一天眞正快樂過。她每天不是頸部痛就是肩頰骨的地方痛。她的醫生診斷她患有頸部肌肉神經痛病症。她患上此疾已有多年，醫生告訴她，這是因爲從小脊椎受傷過的緣故。她時常接受物理治療，並不時服用一些痲醉劑以及一些極容易造成習慣性的止痛藥品；她明知道這些藥物有一天不是變成無效就是會害她，可是還有甚麼辦法呢？

由於這個毛病，使她的人生觀整個都改變了，本來活活潑潑的人，現在變成悶悶不樂、悲觀失意的樣子。

我們眞是花了九牛二虎的力量才勸服黃太太接受「抗衰血癒」治療。因爲她根本就不相信在這世界上還有甚麼方法能夠幫助她解除頸部疼痛的苦楚。

結果，在黃太太接受第三次治療的時候，她很高興的告訴我們，她已經好幾年沒覺得這麼舒服過了。她可以不必在頸子的地方綁著護頸彈性鬆緊帶，她能夠舒舒服服的穿著她喜歡的絲織品衣裳，她變成了多麼自由與活潑，比以前更可愛多了。

當然，她還須繼續回來接受治療，她也是我們一個很忠實的病人之一。她現在還常常回來做追踪治療。

第三節 老人痴呆症

八十歲的Nancy Curtis（南茜克帝斯）是（Oklahoma ）奧克拉河馬市一個長期療養院的住客，因爲她患了醫藥罔治的老人痴呆症。

南茜本來是一個十分精明能幹的女士，十五年前，她從餐廳的廚子退休之後，馬上就自資開辦一個烹飪學校，而且閒暇之餘還幫書局寫食譜出版。現在她不但病了，而且得的又是這麼一種毫無救藥的疾病。

在完全失望的情況下，南茜的女兒找到法爾醫生。法爾醫生，經過極詳盡的檢查之後，爲她使用「抗衰血癒」治療。

從一九七四年六月五日至七月十一日，克帝斯太太就已經表現了極顯著的進步。她不但不像以前那樣的對人傻笑，而且開始可以在談笑中，從臉上看出聰慧的神情。

她不但不必包紮屎布而且每晚只須上廁所一次。她的記憶力也恢復了很多，不但能夠稱呼朋友的名字，並且可以烹調及書寫食譜，所以，她又恢復她還未生病前的職業了。

後來，她乾脆搬出療養院而恢復她教授烹飪的生涯。

第四節　大腿壞死症

Peter Donaldson（彼得多那森）先生是加州一個鄉下的居民。他既抽煙又喝酒，身上不但膽固醇太高，血糖也已經超過正常的標準；他除了患有高血壓及糖尿病之外，腎臟及心臟也是多多少少有問題了。

一九七九年時，由於右邊腳趾變黑壞死，醫師發現他右腿的動脈已經一半以上阻塞，因此不得不爲他做右腿動脈清除術。當然，那幾個壞死的腳趾頭也必須鋸掉。很幸運的，彼得的手術進行得很好，而且手術後情形也是相當不錯。

到一九八〇年初，彼得的大動脈又阻塞了，這一次，醫生不得不爲他做動脈連接術，動脈連接術是一種比較大的手術，不但出血較多、危險性較大、死亡率較高，而且手術失敗以及手術後產生血塊及再生阻塞的機會也很高。多那森先生很幸運又很順利地完成了第二次開刀。

經過兩次的開刀之後，彼得還是照常吸煙、喝酒及食用大魚大肉。彼得的膽固醇以及糖尿病情形不但沒有進步而且是越來越厲害。一九八二年初，彼得的右腿內側，首先變紫然後慢慢的變成黑色。不出大家所料，醫生檢查的報告是血管阻塞再次發生了；不過動脈剛在兩年前才連接過，而且這一次的情形是比以前更厲害幾倍，所以醫生們告訴他說，這一次連接動脈是完全行不通而且完全不可能的事，右腿全腿截斷術是唯一可行而且是唯一能解救彼得生命的途徑了。

在這個走頭無路的時候，彼得才從朋友處聽到了「抗衰血癒」，抱著姑且一試心理，他開始嘗試使用「抗衰血癒」治療。

經過六個月的治療之後，彼得不但逃脫了截肢之難，而且他還能夠不使用手杖，行走在三藩市那種上坡的路上而毫無半點腿痛或胸痛的感覺。

彼得的印證，確實給每一個做「抗衰血癒」治療的工作者一個十分有力的鼓勵。不過，老實講，像彼得這樣的例子，對一個天天服務在「抗衰血癒」治療工作崗位上的醫生來說，這是一個十分常見的事了。

第五節　中風後遺症

Lev（德福）醫生是一位在new Jersy（新澤西州）幾家大醫院的心臟血管外科工作的醫師，而且他還擔任一家教學醫院的心臟外科主任。

一九八二年夏天，他的岳父不幸罹患嚴重的腦出血及其併發症。事情的發生對大家來說都是很突然的，因爲這位老先生本來身體就強壯無比，而且從來沒生過病。

在發病後的三個月之後，老先生的主治醫生告訴家屬說，他已經被確定成爲植物人，不可能再有甚麼希望了。

這樣的病人，因爲他們再沒有被治癒的可能性，連德福醫生自己也知道，美國的醫藥保險制度是不喜歡照顧這種患者的，所以病人到了這種地步是必須轉移到療養院或者是慢性病療養機構去終其晚年。德福醫生的岳父就在他得病的三個月後接到主治醫生的逐客令，在美國，這些規定是很嚴格的，當家屬接到通知的隔一天，就必須馬上想法搬走，否則一切費用以及加倍的罰款，家屬都必須自理，況且德福醫生本人又是這個醫院裡的心臟外科主任呢！

在這樣的情況下，德福醫生決定將他的岳父介紹到佛羅里達州的一位內科醫生處去接受「抗衰血瘀」治療。當然他是費了很多氣力向太太及她家人解釋的，其實在他本身的心理何嘗又不是矛盾交錯呢？德福醫師本身是一個心臟外科的手術專家，照理應當是會極力反對把病人送去做「抗衰血瘀」這類非開刀性的治療。可是，對象是岳父，這當然使德福醫師用另一個角度去衡量這一件事了。

想不到在三個月後，他的岳父竟能夠自己走路及駕駛汽車了。他常常打電話給女婿，感謝他介紹他做「抗衰血瘀」之恩。他現在不但不是植物人，而且是一個活活潑潑，有思想有理論的一個健康老人。

以後，德福醫生又介紹了幾位他已經無法爲他們開刀的血管阻塞病人去做「抗衰血瘀」治療，所有的病人療後效果都令他十分滿意。其中有一位病人在兩個月之後，已然能夠做短跑運動了。

德福醫生也因爲自己親身體驗到這麼多神奇的經驗，從一九八四年開始他毅然放棄了心臟外科主任的職務而改行專做「抗衰血瘀」治療的醫生。現在他是這一門科學當中一位十分有成就的醫生，也是全美前進醫學學會裡面一位具有相當影響力的醫師。

第六節　疲勞過度症

將近六十歲的葉姓女士，眞是一位大忙人。她一個人擔當了幾個公司的經理職務。她告訴我說，她的毛病純粹是忙出來的。幾次在診所接受治療時，她還不時利用行動電話來與她的屬下聯絡事情。她有腰酸背痛的毛病，也有頭痛及失眠的問題。

葉太太的感覺是，在第二次針藥治療之後，她的失眠症就消失了。她本來常有診治不好的頭痛及背病，經過「抗衰血瘀」治療後，一切毛病好像連根拔除般消失了。聽她常這樣告訴人，感謝上帝，有人能發現這種神妙的藥來救人。

其實，在現代社會中，像葉太太這樣的人多的是；爲了事業忙碌，爲了生活奔波，就是累壞了，得病了，還得繼續苦幹，繼續忙碌。

「抗衰血瘀」對這種病人十分有效，而且很快就可看到進步的情形。

第七節　糖尿病及慢性腎炎

邱老太太是一位年近七十的客家人；不過她看起來就好像九十幾歲那樣子老了。她患有糖尿病，又有慢性腎盂炎、腎臟機能衰退、尿毒症及心臟肥大症等不同的毛病。她已經生病二十幾年了。她說她的生活很不愉快，但願早一點死掉算了。她不能吃的東西很多，就是可以吃的東西她也不能吃得太多，連吃東西都可能使她生病呢。她一直都在服藥，也一直都還在生病。一天三餐及睡覺前都要準時吃藥，這只是西醫給她的西藥，她還另外吃很多種中藥以及一些秘方。

我們花了很多時間才說服邱老太太，不要小看她服用那麼一大堆的藥劑，可是她就是不相信「抗衰血癒」能夠幫助她。尤其「抗衰血癒」是必須經過血管注射的方法才能達到治療的目的，這對一個七十幾歲的老太太來講，當然更是百般不願意。

邱老太太終於答應接受「抗衰血癒」治療了，這當然跟他兒子最有關。他的兒子願意出錢來給母親做這些治療，而且兒子一個朋友的爸爸也是我們的一位老客人。

至今老太太已經打了二十幾針了，她本人很高興，也覺得很有進步，最高興的莫過於她做律師的兒子了。他說媽媽現在還會爲他整理房子，打掃庭院及爲他做飯。他說，「抗衰血癒」實在太棒了，他母親現在可以不必吃那麼多的處方以及成藥了。

但願天下的父母皆像邱媽媽那樣幸運，可以有機會得到治療，也可以有機會使病痛痊癒。

第八節　肥胖及膽固醇過高症

陳先生是一位四十歲剛出頭的中醫師。他身高五尺二，可是體重卻有一百八十多磅。身材短小，人卻長得很胖，肚子突出而且大得嚇人。他本身雖然是個中醫師，但是卻一直擔心有一天會害病，而且更擔心會害很重的病或是不治之疾。但是話又說回來，他卻不保重自己，依然把那個肚子養得這麼肥這麼大，怪可怕的。

他一直害怕做血液檢查，因爲他怕會被查出許許多多很難醫治的病，甚至於他還憂慮自己會不會已經得了不治的癌症或是愛滋病。結果，我們只發現到他的膽固醇太高（高於三百），含有大量的低濃度膽固醇（所謂壞的一種膽固醇）以及血糖、血壓有一點點偏高現象。其實這些現象在還沒有檢查之前我們就已經差不多可以全都猜測出來了，因爲這都與他的超級過胖身材有關的。

對於像陳先生這樣子多愁善感的人，想要說服他讓他服服貼貼來接受「抗衰血癒」治療，也是一種十分費力的事了。他考慮得比任何人都長，煩惱得比任何人都多。因爲作者跟陳先生本來就很熟，所以，終於在半推半強迫的情迫下，他開始了「抗衰血癒」治療。

現在他已經完成治療，而且情形進步很大，現在一切的檢查都已經正常了。兩個月前，我開始使用液體高蛋白的方法來爲他減肥。相信，再等幾個月，我們的陳醫師將是不同凡響了，他不但身材標準，身體健康，而且，他再也不會憂心重重、疑神疑鬼了。

第九節　復發性心絞痛及冠狀動脈阻塞症

四十五歲的王先生，兩年前因爲冠狀動脈阻塞及心臟病發作，接受了心臟動脈再造手術。

開心手術本來就是一種危險性極高的手術，醫生們需要花費至少四、五個小時的時間，先在病人的腿部，打開一條大約兩尺長的傷口，把這一條血管分離出來，清理乾淨以待使用。第二個步驟就是利用心肺器，把心臟的血液暫時轉移到機器上面，然後才能夠用電把還在跳動的心臟停止下來，因爲如果心臟不停止，接血管的手術是不能夠進行的。當三條新的心臟血管成功的接上之後，才再次使用電極使心臟重新開始跳動。這裡面，包含著重重的陰影以及危機，一個小小的差錯，一點微細的不對，就可以將你生命的把手轉向到你不喜歡到的地方了。

像我剛剛叙述的這些危險，王先生都一一平安的度過了。開心之後的第六個月，王先生又開始有心絞痛的毛病。醫生檢查之後發現他的冠狀動脈又開始阻塞了。爲甚麼這麼快就又有病呢？其實根本的原因是他血液裡面的毒素太多，全身的血管都已經開始硬化了。血液內那麼髒，又有那麼多可以讓他致病的因素，難道只連接這三條小小的血管就能有補於事嗎？

這個現象其實就是今天我們醫藥學上的一個大問題。那麼多的醫生，花了那麼大的精力，爲那些肯冒那麼大危險的病患，去做那些希望如此渺茫，效果又如此沒有肯定的開心手術，值得嗎？有一天，如果有人能夠發現一種方法，直接從根本上著手，把我們體內的有毒物質清除，使我們全身的血管都能夠受益，得以軟化，這樣子才能夠一勞永逸，這才是眞正治根的方法。

對於開心手術，王先生已經是談虎色變了。在這樣的情況下，他只好將就以每天服食一大把藥物來防止他的心臟惡化及拖延時間。至於他的生活呢？老早已經受到極大的影響了。他無法連續走完十階的樓梯，也無法走上一百呎長的路。心絞痛及呼吸困難，對他的健康情形是有極大的影響及阻礙的。

王先生經過朋友的介紹，終於以半信半疑的心情來接受「抗衰血癒」治療。開始治療之後，在幾個月之中，他的健康情形就有顯著的改觀了。每天早晨，他已經可以做五十分鐘的走路，每天也能夠在家裡騎上十五至二十分鐘的腳踏車，而不發生任何呼吸不繼或是胸痛的症狀了。

第十節 皮膚老化及皺紋

莊太太是一位三十五歲的家庭主婦。她有兩個孩子，大的女兒十歲，小的兒子是八歲。莊先生很疼愛他的太太，甚麼樣的錢都肯花，甚麼樣的服飾及化妝品都捨得買給她，只要她喜歡的話。

實在講，莊太太還很年輕而且漂亮，可惜的是，她的皮膚不圓潤，沒光澤，兩頰上已經生出了滿滿的皺紋，看起來滿臉蒼老的現象。爲了遮蓋這些皺紋，莊太太每天必須花上很長的時間，在臉上塗上厚厚的一層使她先生討厭的化妝壁，這實在也不能怪她先生，就是其他的朋友們，也常常私底下批評莊太太的臉是既難看又嘔心呢。

爲了這臉老化的皮膚及皺紋，莊先生及夫人不知花費了多少時間與金錢。只可惜就是沒有人能夠早一點指點他們有關「抗衰血癒」治療的消息。一直到幾個月前，經由朋友介紹，他們夫婦才出現在我們的門診部求治。

經過「抗衰血癒」治療之後，莊先生立刻打電話向我們道謝。據他驕傲的述說，太太已經變得更活潑、更美麗，他們的感情也越來越好。有幾次出外旅行，甚至還聽到其他的太太提起說，她們不相信莊太太已經是兩個孩子的媽媽了。

第十一節 藥物中毒及肝硬化症

老陳本來是一位體格很強壯、很像大力士的工人。幾年前，他工作的工廠發生了集體中毒事件，原來是因爲工廠內飲水的關係。一個像樣一點的工廠，它的供水都來自工廠本身的蓄水池，這樣子才能夠保持一定的壓力以及固定的水質，這樣的設備，對從事飲料工業方面的工廠更是不可或缺。老陳所服務的工廠，他們的蓄水池是安裝在十樓陽臺上。

平時，這個地方就很少有人進出，何況，工廠又沒有定期做檢查。一直等到廠內已經許多人生病以及中毒後，才有人想到應該檢查一下蓄水池的情形。結果在蓄水池內，發現幾十隻已經腐爛而且發臭的老鼠屍體，而且有很多無可數計的蟲屍。這些積藏了不知多久的老鼠屍體以及蟲屍，就是造成廠內集體中毒的肇禍原凶了。

老陳經過一個星期的上吐下瀉後，便接著罹患黃疸及肝炎，醫生還告訴他可能已經有肝硬化的現象了。雖然有幾位當醫生的朋友們一直幫助他，爲他治療、醫護，可是經過這一次大病之後，他的身體就不比從前了。他不但沒有胃口，幾次，連聽說上館子去吃他一向最愛的肉丸他都想嘔吐呢。

在「抗衰血癒」治療上，我們覺得它對解毒這方面的效果是十分顯著的，而且對於肝臟功能的維護也是十分肯定的。所以我們以半建議半強迫的方式，來勸服老陳接受「抗衰血癒」治療。

在打到第九針時，老陳才告訴我說，他的體力已經恢復得像從前那樣了，目前他還在追蹤治療中。他的食慾已經恢復了，就是肝臟功能也已經進步了不少。我相信，如果沒有「抗衰血癒」的幫忙，老陳今天可能還躺在病床上痛苦呻吟或者更不可想像的地步呢。

第十二節　直腸癌開刀後的病例

杜老今年八十歲，三年前因爲直腸癌的關係，在臺灣某大醫院接受直腸及部分大腸的切除開刀手術，並在肚子上裝設人工肛門。目前對於直腸癌患者，最進步的治療方法還是開刀一途。醫生必須將全部的直腸包括肛門全部從肛門清除出來，而且離癌症病灶三十公分的所有大腸以及腸繫膜跟血管通通要切除乾淨。每一個經過這種手術後的病患都可能在肚子上開一個人工肛門，這是何等不便呀！開刀之後更須接受一系列化學治療及放射線治療，唯有這樣子才能防止癌症的可能再發。

因爲這種手術是一種十分大的手術，所以病人在開刀當時的危險性就相對提高，而且手術後發炎、病毒感染以及胃腸道破裂等等併發症更是比比皆是，況且杜老的年齡又這麼大，開刀當時的身體狀態又不怎樣好，這種開刀對杜老來說確是比別的人危險性更加倍了。還不止如此，手術之後的化學治療及放射線治療更是影響體力至甚。

杜老的體力在我第一次診治他時可以說消耗殆盡了。當時我就一直要求杜老接受「抗衰血癒」治療。不過，因爲他還需往來於醫院、門診部及公寓之間做煩雜的化學治療，實在無法分出時間做「抗衰血癒」治療，而且他凡事都需要他人幫忙，所以一直等到半年前，他才能夠開始接受治療。

二十六次的治療下來，杜老已經開始返老還童了。他現在不但不覺得有半點病意，而且還正在考慮要接受另一次大開刀，把人工肛門放進去，免得常常覺得不便。

第十三節 酗酒及失眠症

小呂是一個註冊商標的酒仙，每天總有朋友找他喝酒，幾乎每天晚上總是喝得酩酊大醉，不醉不歸的。

呂太太說：「她的先生每晚上一回到家就嘔吐，然後倒在床上呼呼大睡，可是一到下半夜他卻醉醒了，不是輾轉難眠，就是呻吟哀號，痛苦難堪。」呂太太不但要照顧酩酊大醉的先生，替他洗淨吐後骯髒的床鋪，當小呂呻吟哀叫時，她非但憂傷先生的病痛而且還要陪她先生失眠呢。所以，小呂的太太才是最可憐的人了。

小呂也是我們的病人之一，他對「抗衰血癒」療效反應確是相當良好。他的失眠症已經老早被治療好了。至於肝臟功能也一直在進步中。

不過，小呂如果不戒酒，就是再好的處方也是白費的。想到他可憐的太太及小孩，我們就下定決心要把小呂治療得健康一點，可是一看到他還是繼續酗酒，使我有一點懷疑，到底我們的努力對不對呢？

第十四節　更年期病症

郭太太眞可以說是一位空中飛人了，幾個小孩在加州上學，丈夫在臺灣做著很大的生意，爲了不顧此失彼的緣故，她只好每一、兩個月就飛到美國來看小孩，住不到一個月又須再回臺灣去看先生，這樣子來來往往的忙碌，就是再強壯的身體也是受不了的。

郭太太現年四十五，幾年來她就常有心悸、發烘、煩燥及出冷汗等等毛病，當然腰酸、背痛及疲勞對她來說幾乎就是家常便飯，天天都在發生。最近幾個月，郭太太常常無緣無故就哭起來。

醫生診斷之後，覺得她除了患有更年期病症之外，並沒有什麼更嚴重的問題。醫生開給她很多賀爾蒙藥丸，服用這些藥方之後，卻使她的血壓升高許多；而且本來就有的失眠症也沒有改進，所以只好借助於安眠藥來幫忙入睡了。

我們認爲「抗衰血癒」治療對更年期症狀是有效的，因爲它改進全身細胞尤其是賀爾蒙細胞及腦下垂體細胞的生命活力。而郭太太的事實證明我們的想法是正確的。自從她接受「抗衰血瘀」治療之後，一切情形都變得好多了，她不再亂哭亂鬧，也不再神經兮兮了，最使我欣慰的是她不再需要依靠安眠藥品就能睡得舒舒服服了。

第十五節　肺癌病人

Dr. Baker（貝克醫生）是一位西班牙籍的開業醫生，在他五十三歲的生日時，發現自己已經患有末期肺癌。所謂末期癌症，就是癌細胞已經蔓延到全身各處了，在這種情形下，大都是無法開刀，就算想要動刀，也是沒有辦法將所有癌細胞清除乾淨。

由於肺癌已經蔓延到無法開刀的程度，在無法可施的情況下，他只好試一試一位學弟打電話給他的建議，那就是「抗衰血癒」的治療了。

在所有醫生當中，貝克醫師還算是一位十分堅強而且具有極度耐心的醫生。從一開始使用「抗衰血癒」療法，貝克醫師就持續不斷地治療了五個月；結果，貝克醫生的癌細胞終於褪化到可以開刀的程度了。八個月後貝克醫師成功地接受半肺割除術，將所有肺癌細胞侵蝕的部分通通割除殆盡，接著，又順利地完成全程的化學治療。結果，他度過了所有難關，一直活到十年後的今天。

貝克醫生也因此改行了，他現在全心投入於「抗衰血癒」的工作上。他本人即是一個親身受益者，也是一個親身經驗者。對「抗衰血癒」治療，我覺得應該首推貝克醫師是對它瞭解最多最透徹的一位了，他把他的餘生奉獻在「抗衰血癒」上，他之所以如此做，其原因除爲了報答他重生的恩惠之外，同時也儘量設法在他有生之年，把這種神奇的療病方法介紹給更多更多須要幫忙的群衆。貝克醫師這種仁慈的大悲心，使我對他一直十分敬仰，他至今仍是一位我最尊敬的模範導師。

第十六節　心絞痛症

Dr. Cranton（克藍頓醫生）是一位哈佛大學的畢業生。在他當了八年的飛行醫生之後，本來想改行當家庭醫生。在參加同學會的一個偶然機會中，聽到一位同班同學的故事，想不到這個故事變成改變他今後一生的關鍵。

George（喬治）是克藍頓醫生在哈佛大學醫學院時候的同班同學，兩年前開始，喬治突然患上心絞痛的毛病。據他說，連兩級樓梯他都無法爬上，雖然心臟檢查以及心電圖都顯示他的心臟還不錯，不過他就是無法做任何一件事，那怕僅是很小很輕微的事，他都不能做，一做馬上就有胸痛或者呼吸困難的問題。住院檢查以及做心臟耐力試驗，斷定他患有高膽固醇及心絞痛症，心臟科專家認爲喬治目前還不夠嚴重，痛的時候吃藥就可以了，等到更嚴重的時候再考慮手術治療。不過有一點最使喬治擔憂的就是，醫生告訴他，他比一般人容易發生突發性心臟發作症而死亡。以目前這樣進步的醫學，沒有一位醫生能夠告訴喬治何時這種突發性的心臟發作會來臨。那不等於告訴喬治說，你甚麼時候都可能死嗎？因爲這些擔憂以及他確實時常還有心痛的問題，所以他只好一切都放棄了，一個沒有一點生存意志，而且也不敢有半點嗜好的人，請問這樣的生活還有什麼意義呢？

在這種完全失去鬥志的情形下，他無可奈何的接受一位朋友的建議開始嘗試「抗衰血癒」治療。千萬也想不到，經過幾次治療之後，他已經有明顯的改善了。現在，喬治每天早晨毫無問題的先做完兩英哩短跑才到門診部去看病人。在當初，當他剛剛知道他患有心絞痛時他是從來也沒有想到還會有這麼一天的。

克藍頓醫師聽完這些話之後，馬上就被「抗衰血癒」治療所迷惑了，因此他決定與喬治合作，從那時開始開設門診專做「抗衰血癒」的治療。

在「抗衰血癒」的工作以及這科專門的學問上，克藍頓醫師以及他的同學喬治一直就是貢獻最多的兩名功臣了。

第十七節 血管阻塞症

J小姐是一位女性病人。雖然她才剛剛五十歲出頭，但是已經當祖母了。她一個人在Virginia（維及尼亞州）當秘書的。一位血管外科專家看到她已經變黑的右腳，診斷她得了血管硬化症及血管阻塞症。醫生告訴J小姐說，除了切除右腳之外別無他法可想。主要是因爲她的血液循環情形太壞了，而且右腳壞死的情形也太糟的緣故。

不過，J小姐她是誓死不接受截肢手術的。她只同意那個醫生繼續替她的傷口換藥，另外一方面四處打聽，找尋有沒有其他的方法可解救她的右腳。

她終於找到一位專門在做「抗衰血癒」治療的醫生。這位醫生告訴她，她的右腳可能得到救治的機會只有百分之五十，而且保險公司是不會答應負擔「抗衰血癒」治療的費用。

J小姐終於在醫生同意她分期付款的條件下開始接受「抗衰血癒」治療，而且倖免了截肢之難。但是她的循環情形經過八個月才好轉，主要是她的煙癮太重，又無法戒煙的緣故。

第十八節　冠狀動脈阻塞症

Dyer（戴爾）先生是North Carolina（北卡羅萊那州）的人，一九四五年大戰後，當他剛從菲律賓俘虜營被釋放回來的時候，他眞的根本就不像是一個人，骨瘦如柴，一身是病。幾個月之後，他因爲胃長瘤而住院接受全胃割除術。所謂全胃割除術，就是用開刀的方法把整個胃割除。戴爾先生因爲長有胃癌，所以必須把整個胃通通切除掉，從此之後，他再也沒有胃來幫他消化食物及吸收養分，而且開完刀之後，還需要一段時期接受化學治療及放射線治療，所以，這種種手術及治療，簡直就把他整得像一個活僵屍那樣子了。

幾年之後，德州很出名的Cooley（庫雷）醫生告訴他說，如果他不馬上接受開心手術，連接三條已經阻塞的冠狀動脈，他將很快死於心臟病。戴爾先生這個人也眞是多災多難的，人雖然已經這麼瘦這麼弱了，他的血內膽固醇卻高得嚇人，而且全身血管條條硬化，處處有毛病，這當然跟他吸毒、吸煙、喝酒及喝過量咖啡有著密切的關係。

在這個時候，戴爾先生實在是聞刀心悸。就是再有膽量的人，在這種情形下，怎麼不傷心膽怯呢？他就是連作夢也不敢想再嘗試開刀的滋味了，因爲他已經多次做著他死在手術臺上的惡夢。他也告訴過所有人說，他寧願死也不再進開刀房了。

最後，在所有親戚朋友們都反對的情形下，他開始接受「抗衰血癒」治療。爲什麼大家要反對呢？因爲庫雷醫生明明講過：「不馬上開刀就可能會死。」，而且「抗衰血癒」的治療又是一種很新，沒有多少人知道的東西，再加上保險公司又不幫忙付錢。想不到在幾個月之後，戴爾先生不但還沒死，反而比以前更強壯、更胖了一點點。就連庫雷醫生都說：「這眞是一種他行醫二十幾年從未看過或經歷過的奇蹟。」醫生告訴戴爾說：「不論你在做甚麼治療，可以不讓我知道，不過，千萬不可停止，因爲這方法遠勝過開心手術。」

以今天的醫學，開心手術的死亡率對普通的病人來說是百分之二點五，對戴爾先生呢就應該高二至三倍，因爲他的基本條件本來就相當的差。

戴爾先生由於害怕開刀，結果因禍而得福，豈不是塞翁失馬，焉知非福呀！

第十九節 多病症

Bassie Black（柏茜柏拉克）是一位所有醫生見了都會害怕的婦人。自從她丈夫死了之後，她女兒帶她看了不止三打的醫生。沒有一位醫生能夠令她們滿意。最後才找到了「抗衰血瘉」的醫生。

據病人本身說，她有過兩次心臟發作，都經過住院幾個月治療後才康復的；她還有肺氣腫及氣喘病，情況是越來越嚴重，不過她仍然香煙不離手，醫生要她戒煙，她推說不可能，只好再換醫生。她也有極厲害的關節炎、心臟衰竭症、胸痛、腿痛、骨頭老化、白內障、失眠症以及剛剛被發現的老人痴呆症等等。

柏茜的女兒一直拜託醫生給她做「抗衰血瘉」治療。最主要的原因是，除了「抗衰血瘉」之外柏茜已經看遍各種醫生，而且她們有接受過「抗衰血瘉」治療的朋友，大家都給予相當優良的好評。終於從一九八一年夏季開始她得以接受治療。在第二十次治療時，她已經進步了許多，當年的感恩節假日時，她已經能夠自己做火雞餐來宴客了。

第二十節 視力褪化症

Ormal Dettor（歐瑪爾狄托），一位八十二歲還算滿健康的老婦人，──惟一遺憾是她視力正在開始消失中，尤其右眼幾乎全盲了，醫生已經通知她的家屬，爲她做全盲的準備了。她眼盲的原因是由於視神經附近的血管硬化之故。

這種問題就是在醫學發達的美國，也是相當棘手的毛病。最主要原因是因爲這裡的血管都很小，比心臟地方的冠狀動脈小上好幾倍，而且血管附近又佈滿了很多重要神經，即使再小心也都會傷到或多或少的神經，所以，雖然只有開刀才能治療，但是開刀之後，還是不見得會進步多少，甚至還會產生更壞的效果。因此，醫生們通常都不願意爲這種問題做手術。

狄托太太本著極其懷疑的心情來接受「抗衰血癒」治療。可是在打第五針之後，奇跡出現了。她發現她能夠看清楚隔壁小女孩子身上服飾的顏色了。這個發現使她對「抗衰血癒」治療增加更大的信心。此後，她治療得更積極，幾個月之後，她已經能夠自己穿針補衣服呢。

第二十一節 Olwin醫生的經驗

Dr. Olwin（歐爾文醫師）是伊州大學的內科教授，他在最近十幾年當中，大部分時間及精神都用在「抗衰血瘀」上面。他覺得在增進血液循環上，再沒有任何一種治療可以比得上「抗衰血瘀」了。

他有成千成萬的病例，都是因爲「抗衰血瘀」，他們的疑難雜症才得以痊癒。利用「抗衰血瘀」，歐爾文醫生治癒了許多糖尿病、神經衰弱症、中風後遺症、血管阻塞、肢體壞死、過敏性病甚至於陽萎早瀉的病人。

歐爾文醫生的病人至今還是有增無減。他的門診部是一個三層樓的設備，樓下是他的檢查室及會客室，二樓及三樓則是治療室，二樓的房間比較大，而且有電視機及一些公共設施，這一樓的房間是供給大部分病人在這邊打針及接受治療用的，病人們在此能夠互相討論彼此的問題或者其他一些他們認爲有趣的問題，也能夠看電視或從事一些不妨礙治療的娛樂。三樓的情形就比較不同了，這層樓的房間大都有隔間，適合一些比較希望安靜一點或者希望獨自隔離治療的病人們。

他的診所內，從早上六點鐘就有人上班，準備藥品及病歷，以供陸續進來的病人們使用。第一位病人的治療時間是早上六點半，最後一個是下午一點，因此，在二樓及三樓治療的病人，幾乎在下午六點鐘以前都可以結束的。

歐爾文醫師從早上九點到下午六點都會在門診部，他除了診斷所有新的病患，還要檢查大部分正在接受治療的病人們。很多病人必須增加或改變藥物或分量等，這些事情樣樣都是需要醫師診斷才能決定的。許多病人在開始治療或者是治療過程當中，會產生很多問題，這些問題都需要歐爾文醫師親自來爲他們解答。

歐爾文醫生的診所，一天至少有四十位接受治療以及十位來求教的新病人，不過這並不是最忙碌的門診，作者知道在佛州及德州有幾位做「抗衰血瘀」的醫生，他們的病人數目甚至於高過歐爾文醫師的四倍之多。

作者所以舉出這些例了，主要就是想讓讀者知道到底「抗衰血瘀」是如何的受到社會大衆歡迎。有一天我相信我們也是會如此的，因爲「抗衰血瘀」確實是一道能夠幫我們大忙的良藥呀！

【第四章】

何謂抗衰血癒

醫生利用血管注射的方法，將一種叫做EDTA的藥品以及其他一些依照個人不同情形所必需的藥物，放在點滴瓶子裡面，在三、四個小時內，慢慢的輸送到病人體內。這些藥品在我們體內不但能夠增進血液循環的順暢，而且能夠替我們清除血液內的有毒物質、有害的重金屬，中和血酸以及阻止自由微離子對我們體內細胞的破壞。一個人經過「抗衰血瘀」治療之後，他的身體是受益不少的，而且事實上已經證明許許多多疑難雜症都可以使用「抗衰血瘀」治療來幫助。依作者自己在這方面的經驗，普通一個人每星期只須接受兩針至三針的治療即可。許多病人在起初的幾針就已經可以看到療效了。不過我們的經驗是第十五到二十針，就會有一些顯著的變化的。

在這裡所謂的變化，其實就是下一節要討論的「抗衰血瘀」治療的驚人功效了。

經過「抗衰血瘀」治療之後的人，大多數都對它的功效做十分肯定的讚揚。許多經過開刀好幾次仍無法治療，或者是將要接受開刀的病患，「抗衰血瘀」解救了他們。很多心臟病的病人，以及血管硬化、中風、關節炎甚至於痴呆症的病人都因此受益了。

至於點滴治療，其實並不像想像中的那麼樣麻煩。平常，醫生的門診都開始得很早，而且是十幾個至二十幾個病人在一起。大部分病人喜歡大伙兒在一起，互相討論及談話，不亦樂乎，即使有一些病人特別孤僻，也可以單獨在私人房間內來完成點滴工作。

有些人，在剛剛開始時是有點戰戰兢兢的，到後來是越打越有趣，一下子變成了經驗者，在病人群當中，不但是一個幫手，而且還不斷的在病患之間發表他的經驗及理論呢！

這眞是一種很有趣的療法。當初剛剛開始跟病人治療時，並沒有這種感覺，不過，越來看到越多治療成功以及感謝的病人，我的心裡也就越覺得快樂。因此就下了最大的決心，希望盡快把所有我知道的有關「抗衰血癒」治療經驗通通告訴讀者，使大家都可以一起得到利益，都可以早日享受到「抗衰血癒」的好處。

【第五章】

「抗衰血癒」的功效

「抗衰血癒」的主要功用是：

第一：阻止Free Radical（自由微離子）對體內細胞尤其是血管壁細胞的破壞。

第二：清除體內的有毒物質，尤其是對人體有害的重金屬。

第三：增進血液循環，同時也增強身體各器官的生命活力。

第四：幫忙及增進體內抗氧化素的產生。

第五：增加血液內的維他命C，因此而增強體內抗體，進而防止過濾性病毒及癌症的產生。

「抗衰血癒」到底是因爲甚麼原因而能夠造成這麼大的功效呢？作者預備在下一章再做詳細分析。本章裡面，作者僅依照我們身體上的每一個系統逐次詳細叙述「抗衰血癒」對它們可能產生的效果。

以下我就按照這些順序來依次說明。

第一節　心臟及血管系統

血管硬化症

我們的血管，在年輕的時候本來是十分柔軟的。後來慢慢經過歲月的折磨，其實是因爲經年累月，膽固醇以及其他毒素在血管內累積起來，使我們全身的血管都遭受硬化的禍害。一些內分泌疾病尤其是糖尿病，對血管的禍害也是很大的。另外一種叫做Free Radical（自由微離子）的東西，也是血管硬化的禍首，而這種自由微離子又偏偏出現在身體虛弱或體內毒素增加的時候。

當我們血管開始硬化的時候，很多疾病便隨而產生：

1. 如果這硬化的血管是發生在全身血管管壁內膜細胞的話，那麼，高血壓便應運而生了。

2.如果發生在腎臟微血管，那麼除了高血壓之外，還會產生腎臟的問題。

3.如果，硬化的血管是在腦膜上的話，那麼，中風、腦充血、腦貧血甚至於痴呆症便指日可待了。

4.硬化的血管如果生在心臟的話，便會產生心絞痛或心臟發作等毛病。

5.倘若，在末梢動脈或靜脈發生硬化的話，那麼，在這些血管所經的末梢四肢上，很可能會發生壞死或糜爛的現象。

「抗衰血癒」對硬化的血管，有使它變軟及變年輕的作用。它所以能夠有這樣的功效，大概講起來，是由於以下的幾種原因：

第一：「抗衰血癒」內的藥品能夠直接把血管壁上造成硬化的鈣質更換過來，進而把它們排泄到體外。

第二：「抗衰血癒」內的藥品能夠產生對抗自由微離子破壞行動的反擊作用。自由微離子以極其快速的速度，不但破壞血管壁內膜細胞的連續性，而且還會促使管壁硬化以及造成管壁的污穢摻雜塊。現在，這些藥物既然能夠抵擋自由微離子的產生，當然，管壁的硬化也就能夠慢慢的改善了。

第三：「抗衰血癒」內的藥品也能夠把血液裡面的其他有毒物質，尤其是有毒的重金屬清除出來。

第四：當一個人血管硬化了或是體內器官有疾病，他的血液便會變成酸性，於是，整個身體便會發生不可收拾的惡性循環。「抗衰血癒」內的藥品能夠很自然的中和掉體內的血酸，中止這個惡性循環的繼續發生。

第五：當血管軟化，血流暢通了，血內毒素減少了，血酸被中和了，血液循環也增強了的時候，我們身體內所有不理想的情況都會被改進過來的。

「抗衰血癒」對血管硬化的功效是十分肯定的，由上面所敘述的原理不難看出其一斑，早期的「抗衰血癒」大部分是使用在這方面上的爲最多。

高血壓症

高血壓的原因很多，其中最普通的原因就是本發性高血壓。所謂本發性高血壓，其實就是由於血管本身的原因，而致使血壓升高，譬如：血管硬化，或是血管收縮而導致血壓升高。當然還有其他可以使血壓升高的原因，譬如：腎臟病、心臟病或者賀爾蒙失調等等皆是。首先讓我們討論賀爾蒙失調的問題，我們身體上有很多賀爾蒙系統，如：甲狀腺、副甲狀腺、腎上腺、性賀爾蒙系統、腦下垂體或是生長激素等等，一旦有一天發生不平衡，你的血壓就會有問題。

高血壓症如果是因爲血管硬化所引起的話，那麼「抗衰血癒」是很有效的，爲甚麼有此效益?作者在上一節已經有詳盡的叙述了。在此不想再重覆陳述。

血液內的毒素太多，血酸太高或者血液循環不暢等等，都能夠使這條血管所供給的末梢器官發生功能障礙。所以，由於上面所說的這些原因，很容易的就會發生連鎖反應而引發腎臟病、甲狀腺、副甲狀腺、腎上腺、性賀爾蒙系統、腦下垂體或是生長激素等器官的毛病。而「抗衰血癒」對付血液內太多的毒素，太高的血酸或者血液循環不暢等等問題，確實都有極神妙的功效。因此，「抗衰血癒」對於因爲上述這些原因所引起的高血壓症也就能有所幫忙了。

心臟病（心臟發作及心絞痛）

在我們心臟外圍一共有三條血管，這三條血管是專門供應心臟營養的血管，這就是所謂的冠狀動脈。這些冠狀動脈很可能因爲膽固醇太高引起硬化或是產生污穢片塊（plaque）而開始發生阻塞。

有的時候因爲血中毒素太高，而產生血管緊縮現象，這種緊縮現象也同樣可以使冠狀動脈產生血液循環不暢的問題。只要冠狀動脈血液循環不暢發生的話，那麼心臟就要有問題了小則產生心絞痛；大則心臟病發作，甚至於死亡都可能。

「抗衰血瘀」對於血管硬化或血管緊縮而發生的冠狀動脈血液循環不暢的問題都有治療的效果。近二十幾年來，透過許許多多醫生們的醫學報告，證實了不少得救者的病例。更有許多已經被診斷爲無藥可救的心臟病患者，或是幾乎要接受開心手術的人，都同樣被「抗衰血瘀」療癒了。

作者本人亦有幾個病例，病人已經接受過多次開心手術，現在心臟導管攝影術又發現冠狀動脈阻塞了；在這樣的情形下，我們也能夠以「抗衰血瘀」來救回他們。不過，我發現這種病人，他們以後還是每個月得勤做追踪治療，否則，他們的血管很快就再發生阻塞了。

心肌擴大及心臟衰竭症

每一個心臟病的病人或是肺氣腫接近末期的病人，總是會演變成心臟衰竭的問題。無論你是患有心臟瓣膜的毛病或是因爲曾經有過心臟病發作的關係，你也一定會慢慢的步入心臟衰竭症的命運。另外還有一些病人是患上了心肌擴大症的毛病，患上這種病的病人同樣也是會慢慢的步入心臟衰竭症的後塵。

由於心臟衰竭的關係，你全身的血液循環都會隨之減慢，在體內積存的重金屬及廢物、毒素也十分不容易被排泄出來而漸漸堆積在身體裡面；就這樣子，久而久之，惡性循環就會相繼發生了。全身血管會開始硬化，體內各器官功能也會慢慢地開始減退，甚至於癌症也都會應運而生。

「抗衰血癒」能夠幫忙你，爲你將體內的毒素清除，將硬化的血管變軟，將血液的循環增進，也能將體內各器官的功能增強，不但可以中斷惡性循環的發生，而且能夠慢慢減輕心臟衰竭的病態現象。

中風及其後遺症

所謂中風就是突發性的腦神經損壞病症。中風症可以依照它的原因而分成三種：

第一種：是腦充血；腦部地方，因爲血管硬化了，太脆弱，或是由於血壓太高，或是因爲外傷的關係，血管暴裂開來。當腦部出血，局部或全部的腦神經馬上就會受到壓迫或喪失循環的功能。

第二種：是腦貧血；一般都是因爲血管硬化，而使得部分腦神經產生缺血的現象，有時是因爲局部的血管收縮，而使得這條血管所支配的部分腦神經產生貧血或壞死的現象。

第三種：是腦栓塞症；大部分都是因爲血管硬化，或心律不整，而使血管內產生血塊，當血塊被輸送到頭顱裡面的細小血管處，就會堵塞住細小的血管，而使這部分的腦神經細胞壞死。

以上的任何一種原因，都可演變成可怕的中風症。一旦中風症發生，腦神經細胞就開始缺氧以及壞死。很多人因此而產生半身痲痹或四肢痲木，甚至於演變成血毒或血酸過高，而造成身體其他部分器官功能減退、壞死的問題。這就是所謂的腦中風後遺症了。

「抗衰血瘀」在腦中風還沒發生之前，能夠防止血管的硬化以及血內重金屬及毒素的過高問題；如果不幸腦中風或者腦中風的後遺症已經發生了，那麼，「抗衰血瘀」也能夠幫助你將血毒或血酸清除，將器官功能減退或壞死的問題甚至於半身痲痹或四肢痲木的問題治癒。

膽固醇過高症

膽固醇過高本來是因爲我們食用太多飽和脂肪酸，或者因爲體內缺乏抗氧化素（Anti-Oxidant）所引起的。一旦體內膽固醇過高，血管可能就會開始硬化，血液循環會變成緩慢，血內毒素漸漸的增加，抗氧化素開始變少，於是，體內器官功能便會減退或壞死，到後來惡性循環便應運而生了。

「抗衰血瘀」不但能夠幫助我們清除血毒或血酸，使硬化的血管變軟，增進血管內血液的循環，而且增加體內的抗氧化素（Anti-Oxidant）以及幫忙阻止自由微離子的蔓生。所以，「抗衰血瘀」對膽固醇過高症的功用是絕對肯定的。

第二節　神經系統

中風後遺症（神經壞死及四肢麻痹症）

中樞神經及末梢神經的循環變故或壞死是造成中風後遺症狀的主要原因。

在前節也已經詳述過了，「抗衰血癒」不但能夠幫助我們清除血毒或血酸，能使硬化的血管變軟，增進血液循環，而且增加體內的抗氧化素（Anti-Oxidant）的生產以及幫忙阻止自由微離子的蔓生。所以，壞死的中樞神經以及末稍神經細胞的生命力便會慢慢的恢復過來。因此，「抗衰血癒」對中風後遺症的恢復是很有效的。

痴呆症

以目前醫學專家們的意見來講，疾呆症跟血液裡面含過高的鉛以及鋁、水銀等其他有毒重金屬，有極密切的關係。工廠所產生的廢物以及汽車所排出的廢氣都含有這些毒素，如果再加上血液循環上的問題的話，那麼，痴呆症的發生是指日可待了。另外，使用過多的酒精或毒品，也是造成自己或是後代變成痴呆症的一大原因。老人痴呆症普通跟血管硬化以及血液的循環比較有關係。

「抗衰血癒」的一個最大功用就是清除血液內的鈣、鉛、鋁、水銀以及其他有毒重金屬，而且它又能夠清除血毒或血酸，使硬化的血管變軟，增進血管內血液的循環，同時能夠增加體內的抗氧化素生產以及幫忙阻止自由微離子對細胞的破壞，因此，它對痴呆症或老人痴呆症是能夠有所幫助的。

Pakinsonism（柏金森症候群）

我們常常會看到有一些人，他們的手指甚至於腳趾都會震抖，尤其當他們的注意力集中起來的時候，更是無法停止震顫。這些病人不但無法握筆寫字，就是喝茶、吃飯都沒有辦法把茶碗握定。這種病便叫做柏金森症候群（Pakinsonism）。

雖然很早以前就有醫生發現這種病狀，可是眞正的病因還一直是個謎。最近大家都認爲這是一種後腦皮質地方的毛病，至於爲什麼會發生這種毛病呢，目前還不完全明瞭。不過大部分專家都認爲這是因爲體內的有毒重金屬在搗蛋的原故。

因爲「抗衰血癒」能夠清除血液內的鈣、鉛以及水銀等有毒重金屬，又能夠清除血毒或血酸，使硬化的血管變軟增進血液循環，而且增加體內的抗氧化素以及幫忙阻止Free Radical（自由微離子）活動，醫生們已經把「抗衰血癒」應用在對抗柏金森症候群上了，事實上證明許多病人的病情都能夠因爲「抗衰血癒」的治療而有所改善的。

情緒緊張症及失眠症

情緒緊張症及失眠症事實上是跟大腦皮質有極密切的關係。如果能有甚麼方法可以去除血酸，增進大腦皮質地方的血液循環，增加大腦皮質處血管的抗氧化素和幫忙該地區阻止自由微離子對大腦皮質細胞的破壞，那麼一定可以改進情緒緊張症及失眠的問題的。「抗衰血癒」剛剛好有這些作用，所以，「抗衰血癒」對情緒緊張症及失眠症就可以派上用場了。

第三節　骨骼、關節及肌肉系統

關節炎、風濕症及痛風症

關節炎本來就分成許多種類，譬如退化性關節炎，風濕性關節炎或是痛風性關節炎等等都是。不過每一種關節炎都有其共同的特色，那就是在關節表面上都有增生的鈣質，因此關節表面就特別粗糙而且沒有韌性，由於關節面粗糙，所以一經磨擦，就會發炎及作痛。

「抗衰血癒」有一個特性，那就是能夠把體內的有害重金屬鈣從細胞內移出來；而且它還能夠增加關節表面附近血管的抗氧化素以及幫忙該地區阻止自由微離子的破壞。這樣一來，對於關節炎、風濕症及痛風症，「抗衰血癒」是一定有所幫忙的。

骨刺的問題

骨刺的成因，主要與退化性關節炎是有一些關係。關節的表面由於長期使用之故，久而久之是會慢慢被磨損的。這些被磨損的表面不但特別粗糙，而且在關節的四周角上也都會有增生的鈣質沈澱在那兒，一段時間之後，在關節的四周便會有骨刺產生了。這些骨刺對包圍在關節外圍的肌肉或韌帶都會產生刺痛的現象，尤其當這個關節正在活動的時候就更加厲害。

一個人，當他患骨刺，眞是苦不堪言。只要關節稍微一動就痛苦不堪，因爲每當你一動，骨刺就對包圍在關節周圍的肌肉或韌帶產生刺痛的作用，你只好從此之後一動都不敢，否則你就會痛苦得不能忍受。

「抗衰血瘾」對骨刺問題可說是對症下藥了，因爲它能夠把骨刺裡面的有害重金屬鈣從細胞內移出來；而且還能夠幫忙增生關節表面附近血管的抗氧化素，以及幫忙在該地區阻止自由微離子的產生和它的破壞。所以，「抗衰血瘾」對骨刺問題是有效的。

肌肉衰竭症及肌肉炎症候群

這兩種病雖然同樣是肌肉的毛病，不過他們所表現出來的症狀卻完全不相同。所謂肌肉衰竭症就是全身懶散無力。患上這種病的人，一天到晚動彈不得，就是不動，他還是覺得疲勞。至於肌肉炎症候群則有點不大相同了，全身或是大半部的肌肉都發紅、發炎及發痛，有這種病的人，也是動彈不得，因爲一動就痛。

追查這些疾病的原因，醫生們發現不外乎是跟血液內的有毒重金屬有關。當我們的血液內開始增加有毒物質或是有毒重金屬時，我們的血酸及該地方的自由微離子都會增加。於是肌肉衰竭症及肌肉炎症候群便應運而生了。

「抗衰血癒」的功用就是清除血液內的鈣、鉛以及有毒重金屬，而且它又能夠清除血毒或血酸，使硬化的血管變軟及增進血液循環，以及增加體內的抗氧化素和幫忙阻止自由微離子的增生與它的破壞，因此，它對肌肉衰竭症及肌肉炎症候群就能夠有所幫助了。

第四節 Degenerative disease（褪化性疾病群）

許多醫學專家們開始將以下敘述的這一類病症歸納爲一類，叫它做褪化性疾病群（Degenerative Disease），譬如關節炎，衰竭症，痴呆症，多病症，消化不良症，神經痛甚至於癌症……等等，都歸納在這一類內。因爲這些疾病多多少少與細胞或器官的功能褪化有一些關係。其實，所以會發生這些疾病的根本原因，是因爲我們體內積存了太多廢物，毒素或是有毒重金屬之故，而這些廢物，毒素或是有毒重金屬就在我們的體內慢慢侵蝕我們的細胞或器官，使我們的細胞或器官的功能褪化，而進展到褪化性疾病群的地步。

「抗衰血癒」的功用是清除血液內的有毒重金屬，它又可清除血毒或血酸，使硬化的血管變軟以及增進血管內血液的循環，增加體內的抗氧化素以及幫忙阻止自由微離子的增生；因此，當這些廢物、毒素或是有毒重金屬在我們體內慢慢的侵蝕我們的細胞或器官，使我們的細胞或器官的功能褪化時，它便能夠利用它特殊的功能來幫助我們。所以，「抗衰血癒」對褪化性疾病群是可以有所幫助了。

第五節　肝、脾及胃腸系統

肝硬化、慢性肝炎及肝功能衰竭症

一個人，如果經過長期的營養不良，或者是因爲慢性肝炎、酒精或藥物中毒，或者其他不知道的原因等，都可能使你的肝臟功能衰竭甚至於變成肝硬化症。本來發生這些問題的原因是由於體內過多血毒或血酸，或是體內缺乏抗氧化素，或者是血液的循環緩慢，或是Free Radical（自由微離子）增加之故，而且一旦肝硬化、慢性肝炎及肝功能衰竭症發生了，那麼，血內毒素就會更增加，抗氧化素會變得更少，自由微離子的蔓生也會越來越厲害，於是惡性循環便應運而生，體內器官尤其是肝臟功能，便會越減退或者會有更多壞死發生了。

「抗衰血瘀」不但能夠幫助我們清除血毒或血酸，使硬化的血管變軟增進血液循環，而且增加體內的抗氧化素以及幫忙阻止自由微離子的蔓生，因而增進肝臟功能，中斷惡性循環的發生。所以，「抗衰血癒」對肝硬化、慢性肝炎及肝功能衰竭症的幫忙是絕對的。

酒精中毒症、暴飲及暴食者

酒精中毒症、暴飲及暴食者受傷害的原因是由於體內產生過多的血毒、有毒重金屬或是血酸，降低抗氧化素的製造量，同時血液內的循環也減慢了，自由微離子又更繼續的增加生產，於是，體內許多器官尤其是肝、胃及神經系統的功能便會產生減退或者壞死的現象，這中間再加上惡性循環的發生，情況就更不可收拾了。

「抗衰血癒」對這些問題是能夠幫助的，我們在前幾節已經陸續說過了；它能夠清除血毒或血酸，能夠使硬化的血管變軟，能夠增進血液的循環，能夠增加體內的抗氧化素，並且能夠幫忙阻止自由微離子對器官的破壞，因而，肝、胃及神經系統的功能即可增進，酒精中毒症、暴飲及暴食者的問題就可以「抗衰血癒」來幫忙解決了。

胃炎、胃下垂及消化性潰瘍症

胃炎、胃下垂、消化性潰瘍症及胃腸道的毛病，本來就跟我們本身的心情或者我們體內所積存的有毒物質與重金屬有相當密切的關係。

一個人，如果他已經患上胃炎、胃下垂、消化性潰瘍症及胃腸道毛病的時候，那麼他的體內就更容易產生過多的血毒、有毒重金屬或血酸，他的身體也會減低抗氧化素的製造，血液循環也會因爲太多的血毒、有毒重金屬或血酸而減慢了，自由微粒子也由於同樣的原因而繼續增生，於是惡性循環發生了，胃炎、胃下垂及消化性潰瘍症便會越來越厲害，甚至體內的其他器官也都慢慢地會受到影響而遭殃。

在前節也已經詳述過了，「抗衰血瘀」不但能夠幫助我們清除血毒或血酸，增進血液循環，而且增加體內的抗氧化素以及幫忙阻止自由微離子的產生。所以，胃炎、胃下垂、消化性潰瘍症及胃腸道的毛病都能夠因爲「抗衰血瘀」而得到幫忙。

第六節　腎臟及泌尿系統

腎衰竭症

一個人如果患上腎臟衰竭症，他的血壓會漸漸地升高，最後踏上中風或心臟病一途。腎臟衰竭症本身，也會使你的營養慢慢減弱，使你身體內的血毒、有毒的金屬或血酸慢慢增加，使你的抗氧化素的製造慢慢減弱，使你體內的自由微離子慢慢地增加，產生對身體更大的破壞，而造成更嚴重的病情甚至於最後更會演變成死亡的地步。

「抗衰血癒」對這個問題是能夠有所幫助的，它能夠清除血毒或血酸，能使硬化的血管變軟，能增進血液的循環，能增加體內的抗氧化素製造，並且能幫忙阻止 Free Radical（自由微離子）對器官的破壞，因而，腎臟衰竭症問題是可以利用「抗衰血癒」來幫忙的。

性功能衰退症

性功能衰退的問題不外乎發生在賀爾蒙系統或者是神經系統的失調上。人體系統的失調最主要莫過於體內的血毒、有毒重金屬或血酸的增加，以及抗氧化素的製造的減少，或者是體內的自由微離子的增加之故。

就如以上幾節所敘說的原理，性功能衰退的問題是能夠以「抗衰血癒」來幫助的。

第七節　皮膚的問題

老化皮膚、皺紋及養顏的問題

皮膚老化以及皺紋的問題最主要是操縱在皮膚及脂肪層的細胞上。如果這些細胞比較年輕，比較有生命力，或者這地方的細胞膜的過氧化作用不太過份，或者它們的細胞內鈣成分不過量的話，那麼這個人的皮膚就比較滑嫩，比較沒有皺紋。當然，體內賀爾蒙的多少以及毒素的積存厲害與否對皮膚的老化以及皺紋的問題也是很有關係的。

如果我們想要使細胞膜的過氧化作用不太過份的話，首先我們就應該想法把體內的血毒、有毒的重金屬或血酸減低，其次就應該將抗氧化素的製造增強。如果我們想要使細胞內的鈣成分不要太多的話，那麼就應該想法將細胞內的鈣轉移到細胞外來。

對於降低體內毒素，增強體內抗氧化素，以及將細胞內的鈣轉移到細胞外來，這都是

「抗衰血癒」所可以做得到的事。所以，「抗衰血癒」是能夠對老化皮膚、皺紋及養顏的問題有所幫助的。

慢性皮膚炎及濕疹

所謂慢性皮膚炎及濕疹常常被命名爲接觸性皮膚炎，最主要是因爲如果我們常常在表皮層細胞的外圍慢性的接觸一些有毒物質，久而久之，這些皮膚細胞便會慢慢的發展到變質而產生慢性皮膚炎及濕疹的問題。這些變質了的皮膚細胞更會繼續發展下去，造成惡性循環的發生，使你的體內血毒、有毒重金屬或血酸增加，抗氧化素的製造減弱，又使你的體內的自由微離子增生，對身體做更大的傷害，而造成更厲害的病情。

因爲「抗衰血癒」有改善以上陳述的這些問題的能力，所以我們能夠利用它來幫忙慢性皮膚炎及濕疹的問題。

皮膚及四肢壞死症

皮膚之所以會壞死尤其在四肢部分的皮膚更厲害，這都是因爲血管內血液循環不良的緣故。一個人，當他因爲膽固醇太高或是因爲糖尿病之故，他的血管便會慢慢地變硬及變小，血管內沉澱的廢物也就越來越多，以至有一天，血液的循環不敷需要了，血內的氧氣不夠皮膚及四肢部分所須時，皮膚就會開始壞死了。一旦，皮膚開始壞死，那麼，局部以及全身的血內有毒物質就會繼續增加，血酸會越來越厲害，於是，皮膚的壞死就越變越可怕，惡性循環就一發而不可收拾了。

「抗衰血癒」確有改善這些問題的能力，這已經在數以萬計的病例中得到相當肯定的答案。「抗衰血癒」能夠清除血管內的沉澱廢物，能夠幫忙把硬化了的血管變軟，可以把血管內的毒素、有毒重金屬及血酸中和並且排除掉，它能夠增強我們身體內的抗體，能增加抗氧化素的產生，又能夠中斷惡性循環的繼續。因此，「抗衰血癒」確實是有能力改善皮膚及四肢壞死症的。

第八節 呼吸道、氣管及肺系統

氣喘病

至目前爲止，醫學家一般還是認爲氣喘這種病症跟過敏症有密切的關係。一個人如果對某些東西過敏，譬如花粉、藥物等，那麼他很有可能會發生氣喘病。不過，遺傳的因素或者體內太多有毒物質等也都有可能會造成氣喘這種疾病。

一旦有了這種毛病而沒有好好醫治，就會進而造成惡性循環，你體內的血毒、有毒重金屬或血酸會漸漸地增加，抗氧化素的製造會逐漸的減弱，你體內的自由微離子也會漸漸地增加數目及其破壞性，而進一步造成更厲害的病情。

「抗衰血癒」對這些問題是能夠有所幫助的，它不但能夠增加抗體的製造，還能夠幫你清除血液裡面的血毒或血酸，能使硬化了的血管變軟，能增進血液在血管內的循環，能增生體內的抗氧化素，並且能幫忙阻止自由微離子對器官的破壞，因而，氣喘病這個問題以及因為氣喘病而引起的連鎖問題可以靠「抗衰血癒」來幫忙了。

慢性氣管炎、肺氣腫及缺氧症

以上所類舉的這些疾病，大半都是與慢性的氣管受刺激有關；我們的氣管慢性的受到刺激之後，慢性氣管炎、肺氣腫及缺氧症就會接踵而至了。而且一旦已經有慢性氣管炎、肺氣腫及缺氧症發生之後，那麼上面所講過的所謂惡性循環便就此套上了，體內的血毒、有毒重金屬或血酸就會增加，抗氧化素的生產會減弱，體內自由微離子的數目會增加，它的破壞性也會增強，這一切的一切，都會相應而生的。

無論這些疾病的預防或者是由於這些疾病所引起的問題，「抗衰血癒」是能夠有所幫助的。

花粉熱、鼻炎及時發性感冒

花粉熱及鼻炎普通跟過敏都有一些關係，而時發性感冒則與體內抗體的缺乏較有關係。

不過，當花粉熱、鼻炎及時發性感冒這些毛病呆在你的體內太久，那時候，惡性循環就會產生了，體內的血毒、有毒重金屬或血酸可能會增加，加上抗氧化素的生產減弱，體內自由微離子的增生，都會相繼發生的。

「抗衰血瘀」對付血液內太多的毒素，太高的血酸或者血液循環不暢等問題，確實都有極神妙的功效。所以，「抗衰血瘀」是有助於花粉熱、鼻炎及時發性感冒等毛病的。

第九節　内分泌系統

糖尿病

無論你得的是先天性或是後天性的糖尿病，只要你有了糖尿病，一些可怕的疾病，譬如血管硬化、高血壓、心臟病、中風症或腎臟衰竭症等等病痛都會一擁而至。這些可怕的疾病會更進一步的損壞你身體的各器官功能甚至於你的生命。

當你得到糖尿病之後，你的血管不但會開始硬化，血壓開始增高，而且你的血內毒素、有毒重金屬及血酸都在開始增加；於是，抗氧化素的產生減弱，體內自由微離子增生並增強其破壞力，惡性循環就會相繼產生了。這樣一來，糖尿病變得更厲害，體內各器官功能更減退，生命也就更危險了。

「抗衰血癒」對這些問題是能夠有所幫忙的，它不但能夠幫你清除血液裡面的血毒、血酸或有毒重金屬，還能使硬化的血管變軟，增進血液的循環，增生體內的抗氧化素，並且幫忙阻止自由微離子對器官的破壞；這樣子一旦把惡性循環截斷了，病情就有好轉的可能。

甲狀腺病症

甲狀腺是一種賀爾蒙腺體，如果它失去平衡，將會使我們的血壓失常，心跳受影響，精神以及神經系統的功能都會遭到阻礙。

甲狀腺的毛病可能是功能亢進，功能減退或者是長瘤等。所以，當你的甲狀腺體一有病變，你就會發生心悸、心緩或心跳不整等情形，你也可能會發生高血壓甚至於心臟衰弱等等問題。

這個時候，「抗衰血癒」是可能有一點幫忙的。因爲它不但能夠幫忙清除血液裡面的血毒、血酸或有毒重金屬，還能增進你全身或者甲狀腺地方的血液循環，能增加全身體內抗氧化素的生產，並能幫忙你阻止自由微離子對所有器官的破壞。

更年期疾病

更年期疾病是相當惱人的一個問題。這個問題不只發生在女性，男性也同樣可能會發生。有些人無緣無故痛哭流涕，有些人神經兮兮，或患頭痛病，或患失眠症，有的人發冷發熱、患得患失，苦不堪言。究其原因，主要是因爲性賀蒙失調之故。發生更年期疾病這個惱人的問題，除了年歲增大這個無法避免的原因之外，體內的環境尤其是有毒物質及有毒重金屬也都是增速賀爾蒙失調的原因。而且一旦性賀爾蒙失調的問題發生了之後，惡性循環就會接踵而至，於是疾病就越來越不可收拾了。

這種問題，「抗衰血癒」也是可能幫忙的。原理上面已經講得十分清楚了。因爲它不但能夠幫忙清除血液裡面的血毒、血酸或有毒重金屬，還能增進血液的循環，能增加體內的抗氧化素，並能幫忙阻止自由微離子對器官的破壞。更年期疾病這個惱人的問題也就因爲這些原故而能受益於「抗衰血癒」了。

性功能不正常者

性功能不正常的原因除了心理因素之外，大多數跟性賀爾蒙失調有關。而性賀爾蒙失調者，從上一節的叙述我們已經知道這種疾病是能夠受益於「抗衰血癒」的治療，所以，利用「抗衰血癒」來幫助性功能不正常者是理所當然的了。

返老還童及美容的功效

「抗衰血癒」的功用是清除血液內的毒素、廢物、血酸及有毒重金屬，它能使硬化的血管變軟增進血液循環，而且增加體內的抗氧化素以及幫忙阻止自由微離子的產生。當這些廢物，毒素或是有毒重金屬在我們體內慢慢侵蝕我們的細胞或器官，使我們的細胞或器官功能褪化時，我們的細胞就會變得頹危，無生氣，我們的皮膚會變得衰老多皺。而今，「抗衰血癒」能夠利用它特殊的功能來幫助我們把這些廢物、毒素及有毒重金屬從體內清除掉，使我們的細胞變得更健壯，更有生氣，使我們的皮膚變得更年輕更漂亮。所以，「抗衰血癒」對返老還童及美容的問題其幫助是極大的。

第十節 免疫、抗體系統

Fatigue Syndrome（**衰竭症候群**）

Fatigue Syndrome（衰竭症候群）現在大多數醫學家的意見是認爲與體內抗體的減少以及遭受過濾性病毒的感染有極密切的關係。美國前進醫學學會（American Academy of Advanced Medicine）的醫師們現在大部分都強調說，衰竭症候群與體內的抗氧化素（Anti-Oxidiant）有更大、更密切的關係。

當一個人患染上衰竭症候群疾病時，他一天到晚幾乎都在生病中，身體衰弱，醫藥也很難醫治這種疾病。病久了，惡性循環便會接上線來，於是，血內的毒素、有毒重金屬及血酸都會開始增加，抗氧化素會更減少，體內自由微離子會更增多，病情就越來越嚴重，抵抗力越來越微弱，可能連最厲害的疾病如結核病、愛滋病甚至於癌症都會來光臨呢！

從上幾節的解釋，讀者現在一定不難明瞭「抗衰血癒」能夠幫忙的原理了。因爲它能清除血液內的毒素、廢物、血酸及有毒重金屬，能使硬化的血管變軟，增進血液循環，而且增加體內的抗氧化素以及幫忙阻止自由微離子的產生及破壞性。

抗體減低症及慢性疾病

抗體減低症及慢性疾病應當也把它編入到一個單獨的部分，可是它的成因以及它對身體傷害的步驟跟上一節的解釋剛好完全一致。作者在此要求讀者們參閱上節即可完全明瞭了。

Collagen Disease（膠原病群）

自從很久以前，醫學界已經知道有一些疾病如關節炎、風濕病、肌肉炎、韌帶炎、蝴蝶斑疹、動脈腫瘤炎、硬皮症、科隆氏（Crohn's）腸炎以及一些自體免疫系統上的疾病等，它們跟體內的結締組織以及自體免疫系統有極密切的關連。

患上Collagen Disease（膠原病群）的人們，雖然他們的症狀因爲病因的不同而有異，但是，經過長期的臥病，他們身體上所遭受的傷害都會漸漸地往同一條路上走。他們體內的毒素、有毒重金屬及血酸都會開始增加，抗氧化素會越來越減少，體內自由微離子會越來越增多，病情越來越嚴重，抵抗力越來越微弱；時間再久一些，惡性循環就開始來干擾你了，於是，血內的毒素、有毒重金屬及血酸更增加，抗氧化素更減少，體內自由微離子更增多，病情更嚴重，抵抗力更微弱，這時候可能又加上結核病甚至於癌症的感染，那不更是無可救藥了嗎？

對於這類疾病，無論它是在初期、中期或晚期，「抗衰血癒」都能夠產生它的功用。「抗衰血癒」能夠清除血液內的毒素、廢物、血酸及有毒重金屬，能夠使硬化的血管變軟而增進血液循環，又能夠增加體內抗氧化素的製造以及幫助阻止自由微離子的產生。所以，使用「抗衰血癒」來幫助患有膠原病群的人們是絕對有好處的。

愛滋病

愛滋病是一個比較新的疾病，它是一種過濾性病毒傳染的疾病。得病之後，身體內的免疫抗體會慢慢減少，於是，各種疾病便接踵而至，起初是感冒，氣管炎，肺炎等等接二連三的發生，接著，厲害一點的如膠原病群，衰竭症候群，肺結核甚至於癌症都是接踵而至。

「抗衰血癒」能清除血液內的毒素、廢物、血酸及有毒重金屬，能增進血液的循環，還能增加體內的抗氧化素以及幫忙阻止自由微離子的破壞，更重要的是它能夠直接提高體內的免疫抗體，這對身體內免疫抗體缺少的愛滋病，應當是有效果的。不過，「抗衰血癒」使用在愛滋病的病例並不多，在目前，作者還是不希望在這上面做太多的標榜，以免受譴責爲牽強附會。

第十一節　癌症病群

在我們身體上的任何一個部位都有可能發生癌症，所以我們就乾脆叫它做癌症病群了。現在已經有很多學說在解釋癌症爲什麼會發生。有人說是因爲體內抗體減少的緣故，有人說是因爲過濾性病毒感染的緣故，也有人說是因爲長期受到某些致癌物質或是有毒物質的刺激之故。每一種說法都有它們強有力的理由及證明，但是每一種說法都只能夠說明一部分的癌症而無法蓋括全部的癌症。所以，其實癌症病群是一種多因性的疾病，除了以上所列述的一些原因之外，還有許許多多更重要而人類至目前尚未發現的原因，只要有一天科學家們能夠把最主要的原因發現了，那麼，癌症的治療也自然可以迎刃而解了。

在目前，我們僅就上述的這三種原因來分析。讓我們先假設所有的癌症是因爲這三種原因發生的吧，如果這是事實的話，那麼美國前進醫學學會的所有醫師們，可能都會全部站出來說，他們已經能夠利用「抗衰血癒」來治癒所有的癌症了。可惜癌症的發生原因還不止這三種而已。

至少，今天我們能夠大膽的說，「抗衰血癒」是有百分之百的把握來幫助甚至於治療上面所說三種原因當中的任何一種的。爲什麼呢？因爲「抗衰血癒」能夠增加我們體內的抗氧化素，進而提高體內的免疫抗體，使我們的身體能夠防止過濾性病毒的感染甚至癌症的發生。「抗衰血癒」能清除血液內的毒素、廢物、血酸及有毒重金屬，又能增進血管內血液的循環，還能增加體內的抗氧化素製造和幫忙阻止自由微離子的產生以及減輕其破壞力，所以如果這個人的癌症是因爲致癌物質或是有毒物質刺激的話，那麼，除了避免直接接觸及過量使用有毒物質或致癌物質之外，「抗衰血癒」變成其次最好的方法了。「抗衰血癒」能幫忙清除血液內的毒素、廢物、血酸及有毒重金屬，能夠增進血液循環，還能夠增加體內的抗氧化素以及幫忙阻止自由微離子的產生，更重要的是它還能夠直接提高體內的免疫抗體，使我們能夠遠離過濾性病毒甚至於癌症的侵襲。所以，近幾十年中已經有很多醫生將「抗衰血癒」應用到癌症或者是由癌症所引起的連綿的併發症上了。

很多使用「抗衰血癒」來治療癌症或由癌症所引起的併發症的醫生們，對「抗衰血癒」都有極肯定的認同。

【第六章】

「抗衰血癒」到底是怎麼樣的一回事？

「抗衰血瘀」，在最近的三十年內確實已經有許多醫生在使用這種療法了。在前進醫學學會裡面就有不少醫生專門爲病人做「抗衰血瘀」的治療。

據作者知道，在加州及佛州有一些醫生，每個禮拜都有將近兩百個「抗衰血瘀」治療的記錄。我本人在這方面的工作只不過十年而已，與上面提到的這些醫生相比較，眞是小巫見大巫。不過，筆者還是希望就我個人所有的一些經驗拿出來給讀者們參考，也希望能夠由此而激發起國人對「抗衰血瘀」的瞭解以及興趣。

當一個患者到達醫生的門診考慮接受「抗衰血瘀」治療之前，他必須先接受醫生詳盡的的會診及檢查。在醫生已經對所有病情瞭若指掌，也已經有了一些身體的檢查或報告了，並且也同意你可以接受「抗衰血瘀」時，你也應該對「抗衰血瘀」的一切狀況、原理及可能發生的副作用等都已經明瞭透徹了，否則你就應該詳盡的跟醫生請教，一直到你完全明瞭爲止。

當醫生已經完全知道你的病歷，詳細檢查了你的身體之後，他可能要你做一些血液或是X－光線的照射檢查。這些檢查是很重要的；它不但幫忙發現我們身體內所隱藏還未被發現的病情，並且還可以幫忙醫生知道必須放那些藥方以及多少成分的藥物在你的點滴管子裡面。而且在你完成治療後的三個月，你還能夠做一次相似的檢查，跟你治療前的結果比較，這樣你才知道到底你的情形進步了多少，而且藉由這些統計，能夠更增加每一位接受治療者的信心與毅力呢！

通常，病人大都是坐著或躺著來接受治療的，因爲一針所需要的時間差不多兩個半至三個小時，許多人常常就乾脆帶些公司未完成的工作，可以一面打針一面做工作，一舉兩得。有些人帶些刺繡或小說，有些人談天或是看電視或者乾脆睡覺。有些人，不大希望與人談天或者不大喜歡跟別人在一起，我們也有單獨的房間給這些人，讓他們單獨在個人的房間內自由自在。

在剛開始的數針，醫生總是比較小心一點，他不但要知道這針藥對你好不好，是不是有效，有沒有什麼樣的反應，而且還要觀察你的身體能不能夠承擔或者夠不夠力量來承擔這些藥物，然後才能夠訂下一個規程，決定以後怎樣增加劑量，以及多少天可以打一針等等事情。

依照我個人的經驗，打一針的時間打差不多三個小時，一個人一個禮拜打兩針至三針，一次療程差不多三個月，不過，癌症的病人療程應該需要比較長的時間。

我的病人當中，三分之一的病患發病原因是與血管循環有關，如高血壓，心臟病，中風，四肢酸痛或冰冷等；四分之一的病患有胃腸、關節、內分泌系統的毛病或疲勞、衰竭等；五分之一的病患是已經知道患有或曾經有過癌症的病人，其他的病人是預防性質或者覺得最近身體衰弱一點想打針來幫忙一下的人；還有一部分人是自己或太太認爲他喝酒或抽煙太多了，需要借針藥來幫助預防重病的來臨。根據個人的經驗，大部分的病人都能得到滿意的效果。不過作者在此再重申一下，很少人打了一、兩針就見效。從將近十年的經驗，作者很誠心的告訴各位，「抗衰血癒」是眞的有效，我們東方人不應該坐失這個好處。

「抗衰血癒」既然這麼好，到底它有沒有甚麼壞處、反應或者危險？打久了或打多了會不會發生甚麼事？這些問題也常常在我的工作當中被問到。一些小反應是可能發生的，譬如皮膚上產生一些暫發性的紅疹或發癢、發燒等，這些現象尤其在打到第三、第四針時最容易看到，我告訴我的病人這叫做搗渾污穢現象，請想想看，一條久年未清，污泥堆積在溝底已經很厚的水溝，或者有一個底部積存了極多泥沙的瓶子，當我們使用清潔劑或清水來清洗的時候，這水溝或瓶子裡面的水會變成怎麼樣？它會變得比還沒清以前更污濁、更骯髒。當我們在剛剛開始做「抗衰血癒」治療的時候也是這樣的，我們的血液也可能暫時被搞得更污濁、更骯髒，這時我們的身體可能會覺得更不舒服甚至於皮膚會產生一些紅疹或皮膚發癢等等現象。作者常常向我的病人建議一定要慢慢地來，不要太過性急，不要打得太快。萬里長城不是一天可以造成的，你的病體也不是一日就變成這樣的，何必急於一時，非要把一個弱不經風的身體眨眼間變成一個千錘百煉的鐵金剛，可能嗎？「抗衰血癒」確實是一種神妙的發現，只不過它是一個醫學上神妙的發現而不是魔術上的奇蹟。

作者習慣上，在剛剛開始的幾次治療中，常會使用濃度比較弱的藥劑，或者在打針時把速度調慢一點，這樣常常能夠幫忙病人減少一些無謂的問題發生。還有一些病人，因爲腎臟功能不怎麼理想，這些人，必須使用特別成分的藥品，而且要以特別慢的速度來爲他們治療。從這些叙述，讀者也可以知道爲何作者一直強調治療前的會診以及身體檢查的重要性了。

還有一些人，因爲本來就知道患有高血壓症或者糖尿病，他們老早已經有適量的藥品把疾病控制得剛剛恰到好處，現在因爲接受了「抗衰血癒」治療，使他們的高血壓症或是糖尿病變得好一點或輕一點，實際上他們應該要把降血壓劑或是抗糖尿病的胰島素降低分量了，但是他們不曉得，還繼續使用同樣分量的藥物而遭受到血壓太低或是血糖太低的痲煩。所以，每一個人，在還沒有開始治療時，就應該詳細告訴你的醫生，你有甚麼病，用甚麼藥，用多大分量，使用多久了等等，醫生有了這些資料，他就比較能用最好的方法，最安全的處方來幫忙你。而且在治療中，如果你覺得有什麼樣不對或不正常的地方，你就應該馬上向醫生報告，他會再跟你做詳細的檢查和做必要的應對措施的。

【第七章】

與「抗衰血癒」有關的一些理論問題

「抗衰血瘀」之所以能夠治療及預防這麼多病痛，它當然是有許多原理的。不過，這些理論大部分多是相當枯燥無味。如果把它的理論部分省略不講，又覺得不夠完整。終於，作者就做這個折中的決定。

作者在本章內，準備將一些跟「抗衰血瘀」有關聯的理論問題分成數節，以比較通俗一點的語言逐項說明清楚。作者相信，只要你能夠明瞭這些學說的大概理論，你便不難理解爲什麼「抗衰血瘀」這麼神奇，這麼有用了。不過，你如果覺得這一章不大容易瞭解的話，那麼你姑且不妨就把這一章跳過去，等你將全書其他部分都看完了，我相信那個時候你就會明白，本章裡面作者想要解釋的所有事情了。

第一節 Free Radical（自由微離子）的學說

以現在最進步的電子顯微鏡，科學家們已經有辦法以肉眼經過鏡片，看到以前包括愛因斯坦在內的無數科學們告訴我們的所謂分子以及原子了。我們也知道，在這些所謂物質的最微體——分子或原子上面，其實還有更微細的東西，那就是電子了。這些電子普通總是成對的，而且總是集結在原子膜或是原子核膜的內外側，形成正負對峙的局面。

在某些特殊情況下，這種平衡的正負對峙局面可能會改變。譬如正電子或負電子增加了，於是，就會有許多自由浮游的正電子或負電子毫無規矩的活動在原子膜或原子核膜附近，這些浮游的正電子或負電子我們就稱呼它們為 Free Radical（自由微離子）。

各位不要小看這個名字叫做 Free Radical（自由微離子）的東西，這是一種十分令人害怕的東西。因為一個自由微離子，可以在幾秒鐘之內，變成了幾千個、幾萬個，甚至於變成天文數字那麼多的自由微離子。而這些自由微離子，它可以阻止營養物質進入我們的細胞內，能夠阻止氧氣進入細胞膜，使細胞膜產生過多過氧化物如過氧化脂肪酸或是過氧化胺基酸等等，這都是對我們人體有害的東西；它不但能夠阻礙細胞內有毒物質的排出，而且還會直接破壞我們的細胞膜甚至於使它壞死。所以，自由微離子不是個好東西，是一種可以令我們致命的東西。

Free Radical（自由微離子）既然這麼壞，那麼，它到底是怎麼樣產生的？是在怎麼樣的情況下它才會產生出來的呢？目前我們知道在放射線下，在磁場下，在有毒的環境中，在血液循環不良，血氧不足的時候，在血酸太多的時候或者在當一個人得到了癌症、愛滋病或致命的疾病的時候，自由微離子就會產生出來，而且以幾何的原理很快速的加倍增生著。我們體內，一旦有自由微離子存在，就很快會將體內的細胞甚至於器官，變成上面我所列出來的那些情況，而這些情況又正是自由微離子存在的必要條件，於是，變本加利，身體的情形越差，自由微離子就越生越多，而當自由微離子越生越多之時，這個人的身體就越來越差，這種現象就叫做惡性循環現象了。一個人的身體一旦變成這種地步，生命力就變得十分的脆弱，他生存的希望也就變成十分渺小了。

科學家們進一步研究到底 Free Radical（自由微離子）爲甚麼這麼厲害？他們發現這些

自由微離子之所以那麼不穩定，是因爲它們沒有成對的電子的緣故，只要我們能夠用甚麼方法來供給這些獨身的電子一個配偶，使它們成雙成對，它們就不要胡鬧了。一旦單電的自由微離子被配對，那個自由微離子就會從此消失掉。而這個自由微離子一旦消失了，惡性循環也就會中斷了，體內的器官功能也因此慢慢地會恢復到正常的途徑來。

作者在下節會更詳細的說明到的就是在「抗衰血癒」的配方裡，有一種成分叫做 EDTA，這 EDTA 的特性就是它的頭上帶有兩個十分活動的正電子，這兩個正電子一碰到微弱的電子群或者是單身的負電子甚至於正電子，它就馬上義不容辭的跳躍進去跟它們合群在一起。諸位就可以發現到這個 EDTA 不就是我們正在找尋想要利用它來破壞 Free Radical（自由微離子）及中斷惡性循環的救星嗎？

EDTA 就存在於「抗衰血癒」的配方裡，所以「抗衰血癒」的治療，從科學理論上來解釋，很明顯的，它能夠阻止自由微離子的產生，能夠中斷惡性循環的繼續，能夠使血液的毒素排出，血酸的情形改變，血氧增加，使過氧化物減少，使細胞的老化現象減慢；於是，細胞以及器官的生活力便會慢慢地回復，生命的火把又重被點燃了，各種疾病就會慢慢地恢復過來。

以上簡單的利用Free Radical（自由微離子）的學說來說明爲何「抗衰血癒」有用的原因。

第二節　對人體有害的過氧化物

大家可能都知道，氧氣對我們的身體是一種十分重要的東西，我們需要氧氣，沒有它，我們就不能活了。所以人類利用呼吸作用，把氧氣從肺臟吸入，這些氧氣在肺胞的微血管處，進入我們的血液裡面。進入血液裡的氧氣，就隨著血液運行到全身各個地方。當這些氧氣分子在我們身體末梢的地方直接接觸到各個器官的細胞時，它們就會跳躍進我們的細胞裡面，自此，這個氧氣分子就變成了這個細胞的養分，它會帶動這個細胞的氧化作用，使它產生熱量，供給我們全身的需要。

有一個問題，讀者馬上會想到的就是，這個氧氣分子到底是用什麼樣的方法來跳躍進細胞內呢?它所使用的方法很簡單，那就是氧化作用了。原來，我們的細胞膜外圍都是由脂肪、蛋白質及碳水化合物組合成的，而這些脂肪、蛋白質及碳水化合物裡面所含有的成分就是脂肪酸、胺基酸及葡萄糖等物質，這些物質一見到氧氣分子，就會馬上把它搶過來，發生氧化作用並且產生熱量。經過這樣的化學作用之後，氧氣分子就也變成氧化脂肪酸、胺基酸及葡萄糖等物質，而這些氧化脂肪酸、胺基酸及葡萄糖等物質從此也失去對氧氣分子的親近力了，換句話說，有一天當一顆氧氣分子再接近它時，它是無能爲力，沒有辦法再產生任何氧化作用了，除非，它能夠想辦法把黏連在它身上的氧氣分子解脫掉。

在某些特殊的環境下，譬如身體有病、體內有毒物質太多、血酸過高或者是生存在百分之百的氧氣環境下，這時全部的脂肪酸、胺基酸及葡萄糖等通通都被氧化了，它們就像是吃得過飽了似的，見到氧氣分子就逃，一點也不喜歡去跟它們親近，而且更令人寒心的就是，已經連結在它們身邊的氧氣分子它們更是吝嗇萬分，連一個都捨不得放走。這種情形就叫做過氧化現象。

在過氧化的情況下，細胞膜內充滿的全是過氧化脂肪酸、胺基酸及葡萄糖等等物質，這些東西，眞是太豈有此理了，它們不但不接受更多的氧氣分子進來幫忙產生熱量，而且還拒絕釋放任何的養分及氧氣分子給器官上的細胞來使用。所以，大家觀察一下看看，這些過氧化物對我們身體的危害有多大啊。

如果在我們的細胞膜內存在太多的過氧化物的話，我們的身體是一定要受傷害無疑了。

我們的細胞會變老或者壞死掉，我們全身器官的功能會減退，體內的廢物沒有辦法排出來，養分又無法從體外吸收進去，身體也會積蓄一些有毒物質，而且是越積越多、越久情形就變得越壞，以至有一天，沒有希望了，那就是生命終了的時候了。

「抗衰血癒」的功能，就是改變上述所謂的這些特殊環境；它能夠幫助我們身體把有毒物質除去，還能夠改變細胞膜特質，使它恢復那種對氧氣分子親近的性質，也使它比較容易把氧氣分子釋放給細胞及身體內的所有器官，這樣子下來一定能夠把上面我所敘述的那種複雜難題解決，一旦這個結解開了，那麼，病體的復原以及生命力的再造就有希望了。

第三節　有害人體的重金屬

在這個科學進步的工業社會中，人類對於許多重金屬都有相當密切的關係。譬如鉛就是一個最好的例子。所有工廠的馬達所使用的機油以及汽車、飛機所使用的汽油，無一不是跟重金屬——鉛——有關；另外，鋁、鎘、鈣、水銀等重金屬，樣樣都與我們的生活及生命有極切身的關聯。

就以重金屬鉛來說，最近醫學界發現，成年人受到鉛的影響，重者可致成痴呆症，輕者則亦可導致神經痲痹的問題；對小孩子來說，鉛可能使兒童的智商減退。美國聯邦政府，最近公佈了一個法令說，每一個學齡兒童，在他們上學以前，都必須完成血內鉛含量的檢驗。如果學齡兒童，發現了過量的血中鉛含量時，因爲這些兒童以後十分可能會變成低能兒，所以他們可能會被迫上特別學校或接受特殊教育，以防低能兒童的大量泛濫。可見鉛是多麼可怕。不過，不只是鉛，其他重金屬也是一樣值得我們小心及注意的。

再以重金屬鈣來說吧！鈣本來是一個對我們十分重要的重金屬，常常看到醫藥雜誌或文獻，強調要婦女們服用足夠量的鈣，否則，我們的骨頭會變得鬆化而且容易發生骨折。不過這裡所說的鈣是指一些對我們身體有用的鈣質。

當我們的身體有病的時候，有時會產生一種現象，那就是骨頭裡面一直會有大量的有機鈣被搬出來到細胞膜附近，這些鈣就在細胞膜或者細胞內變成過氧化鈣，這些過氧化鈣使細胞膜變硬，性質變成十分孤僻，不跟別人接近，不但排斥其他身體部分眞正需要的鈣來親近，而且它自己又吝嗇把身上的鈣釋放出來。如果這種不好的鈣是存在於血管內膜細胞的話，那麼，這條血管必定要變硬無疑了，這條血管不但越來越硬，內膜越長越厚，而且它的表面也越來越粗，並且開始在血管內長出 Plaque（血中纖維硬塊）。

一條血管到了這種地步則必定逃不了血管阻塞的地步，也就是說由這一條血管所支持的四肢就慘了，它必定會遭受到壞死之難。除非，這時趕快利用「抗衰血瘀」來將這些過氧化鈣以及硬化了的血管壁和纖維硬塊清除掉。

「抗衰血瘀」是有這種能力來清除這些污穢以及過氧化鈣的，它不但能清除血中的有毒物質而且還能使細胞的生命力復活。

這些在身體積存的有害重金屬，大多數是以過氧化的形式，而且以陽電子的方式存在。而「抗衰血癒」裡面的成分，E.D.T.A.具有兩個十分活性的陽電子，專門找有害重金屬的微弱陽電子來欺負，甚至於把它們踢出來。當這些有害重金屬內的微弱陽電子被替代了之後，這個重金屬就變成無害了。因爲它馬上就被改變體質，變成和藹而且親近人類體質的物體，它變成了能夠接受又希望給予的物質了。於是，硬化的，會變軟；有毒的，也會改變成有營養的物質，一旦有機重金屬被取代，它就變成無害的物質了，這一切的一切，都是「抗衰血癒」的功效。

第四節 血液酸性太強時的害處

普通我們的血液是保持中性的程度，大約在酸鹼度（P.H.）7.0左右，當酸鹼度在中性的情況下，身體的一切狀況最好，即不會因爲太酸而使肺臟受不了，也不會因爲太鹼使心臟發生問題。

當一個人，因爲抽煙，或由於罹患肺炎、氣管炎、肺結核等毛病時，身體裡的氧氣就會慢慢地減少，於是由於缺氧，血液越來越變成酸性，而造成血酸過多的毛病。

血酸過多症對整個身體來講，是很有損害性的，血酸過高時，不但人體十分容易受損，而且肺臟以及全身各部分的器官功能都會因此遭受影響。這種情形一旦發生了，那麼，細胞壁便馬上會發生反應，阻止所有的養分以及維他命透過細胞壁進來，而且細胞壁附近會以很快速的速度大量生產出許多自由微離子，細胞內也一直很快的在增加胞內毒素的生產。在這樣三種惡性循環的攻擊下，就是再強的細胞或器官也會受不了。

身體內如果血酸太多，「抗衰血瘀」是有助益功效的。血液裡面一旦有了血酸，它的酸度就是代表血液裡面已經有許許多多的極弱的陽電子存在，這些陽電子最怕的就是接觸到E.D.T.A.裡面的活性陽電子了，因爲無論甚麼原因或者在任何場合，只要一碰到「抗衰血瘀」液體裡的這些活性陽電子，這些血酸內的極弱陽電子馬上就會被取代或被踢出來，一旦，這種反應發生了，血液內的情況以及血酸的程度都馬上會往好處的方向走了，血液又漸漸地回復到中性而對身體無害的情況了。

「抗衰血瘀」因爲具有這些特殊的功效，所以能夠利用它來對付由於過高血酸時身體上所引起的問題。

第五節　血中膽固醇的問題

我們常常在雜誌上看到一些報導說身體內的膽固醇是多麼重要。其實膽固醇一詞還是太籠統了。到目前爲止，至少我們能夠把膽固醇分成四部分來說，因爲這些膽固醇裡面，有對身體好的，也有對身體有害的，我們不但要想辦法將壞的膽固醇減少，也同時要想辦法使好的膽固醇繼續增加，這才是爲什麼我們要討論本章的目的了。

以下先就四種不同的膽固醇分別討論一下：

第一種：高密度脂肪蛋白（High Density Lipoprotein）

這是一種對身體有益的膽固醇，當我們食用一些含有較多未飽和性脂肪酸的食物之後，或者經過了適度的運動之後，我們體內所含的高密度脂肪蛋白便會增加，這種膽固醇增加之後，對於我們防止血管硬化及防止管內纖維塊的產生都有很大的效果。

醫學家們現在認爲，在含有大量纖維物質的蔬菜及植物性的食物當中含有比較大量的未飽和性脂肪酸，換句話說，食用較多量的植物性食物加上適量的運動，即會有增加高密度脂肪蛋白，也就是所謂好的脂肪蛋白的希望了。

第二種：低密度脂肪蛋白（Low Density Lipoprotein）

這就是我們通常在講的所謂壞的膽固醇了。這種低密度脂肪蛋白，存在於動物的體內，尤其是他們的脂肪內最多。所以，當我們吃了許許多多動物性食物，譬如肉類、牛排、動物內臟及脂肪等等之後，身體內會產生大量的低密度脂肪蛋白；或者是當一個人正在進行節食減肥初期，他自己身體內的動物性脂肪會被拿出來當熱量使用，所以身體內也會產生所謂暫時性的低密度脂肪蛋白過高症。無論成因是怎麼樣，反正，低密度脂肪蛋白過高是一種不好的現象，它會使人體內的血管硬化，使血管內容易產生纖維塊，使人體容易發生高血壓、心臟病及血管阻塞症等種種毛病。

第三種：極低密度脂肪蛋白（Very Low Density Lipoprotein）

極低密度脂肪蛋白也是在動物性脂肪裡面存在最多。這種極低密度脂肪蛋白跟低密度脂肪蛋白一樣，而且還比上述的那一種更厲害、更容易使人體產生血管及心臟的毛病。低密度脂肪蛋白以及極低密度脂肪蛋白，都是藏在動物的脂肪組織內最多，所以如果我們想要把我們體內的壞膽固醇減輕的話，我們就應該少吃動物性食物，當然，多吃植物性食物及多做適量的運動也都是會有幫忙的。

第四種：三酸甘油（Triglyceride）

這個第四種膽固醇，主要是一種新陳代謝之後的產物。當一個人的體內新陳代謝功能發生問題之後，或者是一個食用大量的醣類而自身消化功能又有問題時，或者當一個節食減肥的人，他自身的新陳代謝系統又不怎麼好時，他的身體便會產生出很多很多的三酸甘油。三酸甘油也能夠因爲食用纖維性植物食品以及適量的運動而將其從身體內排除出來。如果不把三酸甘油減低的話，它對人體的危害也是跟低密度脂肪蛋白一樣厲害。

以上已經極簡單的把目前我們所知道的四種膽固醇介紹一下。從這些分析，大家不難看出，並不是每一種膽固醇都是對身體有害的，譬如高密度脂肪蛋白就是一種我們身體所不可或缺的膽固醇。其實就是對身體有害的膽固醇在我們日常的食物當中也都或多或少含有這些東西，所以眞的沒有一個人能夠每天只進食好的膽固醇，而拒絕任何一點點所謂壞的膽固醇，那是不可能的，因爲好的膽固醇也大部分從脂肪經過新陳代謝演化來的。

美國心臟醫學會及家庭醫師學會幾年前在聯合公佈的一項報告中，建議全美國的人民今後應該將以往食用百分之三十脂肪的飲食習慣改變，提倡應該在十年之後把食用脂肪的成分降低到百分之二十，而且也應該把動物性脂肪減少到最低的程度。據目前未成熟的研究報告說，全國人民食用脂肪的百分比已經普遍降低到百分之二十五的地步了，在同一個研究中也發現說，全國心臟發作以及血管毛病的患者數目正在減少中。作者認爲，這應該歸功於限制食物過多脂肪，尤其是動物性脂肪的緣故了。

當膽固醇已經在你的體內造成傷害性破壞之後，有什麼樣的方法來解救呢？我認爲在這個時候，你應該及時回頭，少吃動物性脂肪，多使用多纖維性植物食品，而且還需要做適量的運動，以及考慮使用「抗衰血瘀」治療。

「抗衰血瘀」不但能夠把已經硬化的血管慢慢地軟化過來，而且可以將那些已經過氧化了的飽和脂肪酸取代回來，使它們恢復到未飽和的狀態，在這狀態下的脂肪酸對我們的身體也就沒有害處了。

第六節（Anti－Oxidant）（抗氧化素）的重要

最近的醫學，由於各種儀器的發達以及各種檢驗設施的進步，已經發現到更多有關生命的秘密，尤其是有關細胞及細胞核的生理以及解剖上的種種問題。很久以前，醫生們已經知道維他命對人體有用，可是也知道有些人，每天吞下大把的維他命，還是沒有用，完全沒有一點服用維他命的效果。現在我們已經發現這其中的原因了。

原來在我們身體裡面需要一種比維他命還更重要的一種東西，那就是Anti－Oxidant（抗氧化素），不管你吃下多少維他命或者營養素，你還需要Anti－Oxidant（抗氧化素）的幫忙。這些維他命或營養素必須藉著抗氧化素才能夠穿過已經氧化了的細胞膜，或者是被自由微離子破壞了的細胞或細胞膜。

在此我要順便強調的一點就是，抗氧化素也是自由微離子的中和劑。抗氧化素也具有活動性極強的電子，所以當它遇到單身的自由微離子時，它就奮不顧身的馬上跳進去跟那些單身電子配成對，這一來，自由微離子的毒害性就被中和了，細胞的危機也因此而能夠得到挽救。

抗氧化素除了我們本身自己可以製造之外，許多食物當中也含有這個東西。不過，當我們體內血酸太高，血內毒素太多的時候，就是再多的 Anti－Oxidant（抗氧化素）也是不能派上用場，而且在這情形下，就連我們自己也都無法製造出抗氧化素。

在「抗衰血癒」的治療中，我們不但給病人從點滴中輸入多量的抗氧化素，而且還鼓勵他們利用口服的方法使用大量的抗氧化素。

總而言之，抗氧化素不但能夠調整細胞的質量，使一些營養素或維他命容易被吸收進入體內，而且它還能夠直接中和自由微離子；這樣一來，不但身體能夠保持足量的營養素及維他命，而且還能夠幫忙防治許多疾病，如衰竭症、器官功能減退症、甚至於過濾性病毒、愛滋病或癌症等毛病。

第七節 E.D.T.A.的功用

E.D.T.A.實際上就是 Ethylene Diamine Tetraacetate 的簡稱。這是一種化學合成物品。在世界大戰期間，這種藥品很出名，醫生用它來治療毒氣炸彈受害中毒的病人；就是現在如果有一個鉛中毒的病人，E.D.T.A.也是目前最標準與最好的治療方法。

E.D.T.A.為什麼能夠幫忙毒氣中毒或者是鉛中毒的病人呢？其最主要原因就是因為它有一雙活動力極大的正電子的緣故。自從三十幾年前，化學家就已經從E.D.T.A.化學方程式中知道，E.D.T.A.的上面有一對像螃蟹的角一樣的正電子。這一對長在E.D.T.A.外圍的正電子具有相當強的活動力，而且十分活潑，一碰到比它們弱的正電子就馬上進去欺負它們，甚至於把它們踢走，而自己取代它們的位子。一位鉛中毒的病人，他身上的血液內，存有許許多多穩定性很薄弱的鉛的正電子，這些有毒不過很薄弱的鉛的正電子如果碰到E.D.T.A.，就馬上會被E.D.T.A.身上活力較強的兩個正電子踢走，而一下就被取代過來；經過這一個取代作用之後，本來含鉛的有毒血液，就變成含鈉的無毒血液了，而E.D.T.A.卻變成不被人體吸收而且對人體無害的鉛化E.D.T.A.，很快就會從腎臟排泄出來。毒氣中毒的情形也是一樣，中毒者的血液裡面積存了大量的有毒重金屬，這些有毒重金屬都是些穩定性極低的正電子，這些正電子一碰到E.D.T.A.的活性正電子，就準定要遭殃的，有毒重金屬的正電子被取代之後，血液內的毒素就沒有了，而不被身體所吸收的重金屬與其E.D.T.A.化合物很快就從腎臟被排泄出來。

E.D.T.A.就是因爲有這麼強的活力正電子以及這麼可靠的取代其他正電子的能力，至今仍然是第一而且是唯一的一種用在鉛中毒、重金屬中毒或血鈣過多症時的解毒劑。

E.D.T.A.在我們日常生活中也是對我們十分重要的一種東西。譬如浴缸上或面槽上油垢太多、污穢太厚，眞是一個痲煩的問題，有時甚至於結上一層靑銅色或是黃褐色的污垢，無論你怎樣清怎樣洗都沒辦法清除掉，這種情形只得靠E.D.T.A.了，能夠有把握可以清除重金屬沈渣的唯有E.D.T.A.一物。

我們的身體內，如果廢物積存得太多，也是同樣的情形，這些污穢的廢物大都是有毒的，而且大多是些重金屬化合物，所以唯有利用E.D.T.A.的活力陽電子來解毒，而且把這些廢物從體內排除出來。我們的血管內如果膽固醇太高，血管就會慢慢地積壓很多重金屬廢物，而且管壁也會漸漸地變硬，使我們的血壓升高，使我們罹患心臟病、腦中風及腎臟病等等。血管之所以變硬是因爲血管壁的脂肪酸及膽固醇鈣化的關係。現在已經證明，使用「抗衰血瘀」治療法，利用點滴的方式，把E.D.T.A.從血管直接輸入，能夠很容易的將管壁內的鈣取代出來，而慢慢地使已經硬化的血管變軟。這樣的治療，已經使無數四肢即將壞死的病人得救。

從以上的敘述，毫無疑問的我們知道E.D.T.A.是「抗衰血瘀」的一個大功臣。「抗衰血瘀」之所以能夠清除血管內廢物，能夠解毒，能夠軟化血管及增進循環，幾乎就全要靠永遠圍繞在E.D.T.A.外邊的這對強而有力的活力陽電子了。

第八節 癌症的學說

癌症是一種相當怕人的疾病。目前除了一些特別先進的國家之外，癌症可以說是一種最普遍而且最多的致死病因。

研究產生癌症的原因，目前還是一項相當熱門的學問。現在最受科學家們重視的癌症原因共有三種：

第一：抗體減少的學說。許多學者認爲，由於某些特別的原因，使我們體內的抗癌抗體減少了，因爲抗體的減少，癌症就不請自來了。至於，爲什麼抗體會減少呢？可能因爲體內的毒素太多，或是有害重金屬太高，或是膽固醇過多，甚且因爲體內缺少某些特殊養分所致。很多患有愛滋病的患者，常在未患病之前或患病之後被發現，身體有其他部分患有癌症的現象，這些現象可以說是對這個學說的一個最好的佐證了。

第二：過濾性病毒感染的理論。到目前爲止，已經有許多癌症被證明是直接由某種過濾性病毒感染後才發生的，譬如使用某些特殊病毒在老鼠的皮膚上塗抹，結果這一塊特別的皮膚會產生皮膚癌。同樣的，醫生們已經在許多患有肺癌症病人的氣管內發現到某些特殊的過濾性病毒；不過，這並不表示，每一個在氣管內有這種過濾性病毒的人他們都患有肺癌。有一種在產蛋雞身上才發現的癌症，如果讓所有的雞都吃一種可以抵抗特種過濾性病毒感染的抗生素，結果這一群雞都可倖免於癌症之災了。這些都是對這個學說的最好證據了。

這個學說在目前是最被一般學者所認同的。許許多多實驗都證明，確實有很多癌症都是經過濾性病毒感染之後才發生的，但是，單單這個理論還是不能夠蓋括所有的癌症。

第三：維他命C的學說。其實這一個學說是跟第一個學說有關聯性的。許多科學家發現，如果我們體內含有很足夠量的維他命C，那麼，我們患感冒或其他種類的過濾性病毒，和感染到衰竭症的機會會變成很少甚至於連得到癌症的可能性也減低了。

很多醫生已經在幾年前開始使用極高單位的維他命C來治療癌症病人了。麻州有一位醫生提倡，每個人每天至少要服用400單位的維他命C。他以自己做例子，每天服用600單位的維他命C，結果，一共兩年沒有患過一次感冒。所謂傷風感冒，其實就是過濾性病毒所感染的疾病。

第四：長期刺激的學說。從很久以前，醫生們已經注意到，一些長期曝曬在強烈陽光底下的農夫們或太陽浴的愛好者，很容易得到皮膚癌；抽雪茄的人容易患有嘴唇癌；抽香煙的人容易得肺癌；還有長期用化學藥品塗抹在白老鼠身上，它們會產生皮膚癌。這些事實一再說明我們身體上任何一部分，只要長期暴露或刺激於某些藥品甚至於有毒物質，久而久之，這個部位可能就會患上癌症。

上面所說的這四種理論，都已經被證明過確實會致成癌症。不過癌症並不只是從這四種原因發生而已。另外，還有許許多多因素都可能致使癌症發生。

如果單以上面所說的四個理由來說明爲何癌症會發生的話，那麼各位讀者就不難看出，爲什麼我們一直在強調說，「抗衰血癒」確實能夠用來在對付癌症了。

「抗衰血癒」含有E.D.T.A.，利用它那一對活性陽電子，能夠替我們把血管內或是器官內的毒素、廢物和有毒重金屬淸除出來，這個功能就足夠預防甚至治療一些癌症了。

「抗衰血癒」的成分裡也含有大量的維他命C，這維他命C不但會增加我們的抗體而且還替我們防禦過濾性病毒入侵，這種雙重保護，不就是告訴我們「抗衰血癒」對於預防或治療癌症是有著它特有的重要地位嗎？

【第八章】

「抗衰血癒」在預防醫學上的用途

目前，「抗衰血癒」可以說在血管循環上運用最廣了，由於它能夠使硬化的血管變軟，能夠取代硬化血塊裡面的有機化鈣，進而把堵塞在血管道內的纖維化血塊淸除掉。所以，「抗衰血癒」能夠預防心臟發作、中風、血管阻塞、四肢壞死、血管硬化及高血壓等問題。

在神經系統方面，由於它對有毒重金屬具有解毒及取代的特殊功能，更加上有增進循環的效果，因此「抗衰血癒」可以使用在痴呆症、中風後遺症、末梢神經痲痺症等的預防上。

在骨、關節及肌肉系統方面，由於它能夠取代有機化鈣及有毒重金屬，將「抗衰血癒」應用在關節炎，肌肉炎及脊背酸痛或骨刺的預防是再好不過了。

「抗衰血癒」也同時被應用在泌尿系統、內分泌系統及免疫與抗體學上的預防工作。所以，對於防老、養顏及防止黑斑、皺紋，老早已經有醫生在使用了，最近把「抗衰血癒」應用到膠原病群、衰竭症、慢性病群甚至愛滋病及癌症的預防，這才是「抗衰血癒」在預防醫學上的最大邁進。

癌症的預防是一項最令醫學界興奮的事，「抗衰血癒」能夠增加體內抗體，能夠解除體內有毒物質及取代有毒重金屬，能夠預防過濾性病毒感染，而且能夠供給抗氧化素（Anti－Oxidants）及抵制自由微離子（Free Radical）的活動。從理論上說，以及從許多前進醫學學會的醫師們的經驗，「抗衰血癒」對癌症的預防是已經有相當肯定的事實了。

【第九章】

「抗衰血癒」在治療醫學上的用途

「抗衰血瘀」對由於血管硬化或血液循環受阻所引起的病害的治療還是排行第一位的。血管的硬化可能會造成心臟病、心絞痛、四肢壞死、腦中風以及器官壞死等等毛病，「抗衰血瘀」對這些問題都有直接的治療效果。

許多事實證明，很多人在截肢手術前夕，因爲嘗試了「抗衰血瘀」治療而倖免於斷肢之災。

中風後遺症、神經痲痺、痴呆症、腦神經衰弱症及失眠症等症候，現在已經開始使用「抗衰血瘀」來治療了。

很多醫生把「抗衰血瘀」應用在關節炎、韌帶炎、腰酸背痛、骨刺以及肌肉炎等疾病的治療上，實際上，治癒的奇跡也是屢見不鮮的。

與內分泌有關的疾病如：糖尿病、甲狀腺病症、性功能減退症及更年期症侯群等毛病；與抗體及免疫系統有關的疾病如：衰竭症、慢性症候群、時發性感冒、膠原病群以及抗體減退症等等問題；還有胃腸系統及皮膚的毛病如：肝、脾、胃腸功能減退症、皮膚皺紋以及美容等等問題，「抗衰血瘀」都被用來做治療之用，而且都有良好效果的報告。

有少數醫生，在很久以前已經使用「抗衰血瘀」在癌症的治療上了。據他們的經驗，對癌症的患者，療程必須比一般疾病的治療爲長。許多本來是末期癌症患者，因爲治療而演進到能夠開刀的情形。有些病患是在器官全部切除之後或是化學治療、放射線治療之後身體虛弱之時才開始接受「抗衰血癒」治療的，結果都能夠得到良好的反應。

也有些癌症病人是把「抗衰血癒」應用爲副加治療的方式，使用這種方式治療的病人，一般還是覺得有神奇的進步，不過由於在研究比較上的困難，對於病情確實進步的質與量，目前還沒有醫師能夠做出精確的報告。

【第十章】

在「抗衰血癒」治療中可能發生的一些副作用

「抗衰血瘀」治療雖然很有神效，不過還是有可能發生副作用的，所以在施行治療的過程當中，應該有一位有經驗的醫生在旁邊監督，否則，即使是一些極微小的副作用，如果處理不當，也可能使病人對「抗衰血瘀」治療留下不好的印象，因而將「抗衰血瘀」做了貶值的衡量，那就太不值得了。

佛羅里達州棕櫚泉市地方的一位史密斯醫師，他在最近的全美前進醫學學會年會中，告訴在場與會的兩千多名會員說，他在過去的十五年內，替病患做過不止三十萬針次的「抗衰血瘀」治療，其中沒有發生過一次需要入院治療那樣嚴重的副作用，其他醫生們的經驗也大部分是相似。

最可能發生副作用的情形，是對加入「抗衰血瘀」針劑裡面的某一種藥物過敏。而其中以對維他命過敏的爲最多，其次則爲E.D.T.A.或者是加入的一些附屬藥劑如鎂或鈣等。一般過敏反應是皮膚發紅或出現紅點、紅疹之類的現象，有時病人會陳述說心悸或皮膚發癢等毛病。當醫生發現這種情況時，停止治療以及把點滴管拔掉，大部分的病人在幾分鐘之後，就恢復正常了，一、兩個病人需要給予一些抗過敏藥物。進一步的問題就是醫生應該下一個診斷，確定你是對那一種藥劑過敏，應不應該再繼續做治療，那一種藥劑應該更換，以及點滴的速度應該做如何調整等等決定。有的時候病人只是對藥廠爲了防止藥劑變壞附加在藥品裡面的防腐劑過敏而已，這種特殊病人，我們是能夠以其他代替藥劑來爲他們治療的。

作者在上面幾章曾經講過，「抗衰血癒」裡面的主要成分E.D.T.A.，是一種活動性十分大的藥物，它能很容易將體內有毒物質或是重金屬解毒了，而在這個反應之後，它自己就會變成沒有毒性的物質，這時它的名字也就改叫做重金屬化E.D.T.A.。這個無毒的物質必須從腎臟排泄出來。如果一個腎臟功能本來就不怎麼好的人，想要在幾個小時之內，把很多的重金屬化E.D.T.A.從腎臟排出來，可能就有問題。所以，每一個剛要接受「抗衰血癒」治療的人，都必須要做一些身體檢查以及血液檢驗，對腎臟有毛病的人，不但藥劑的分量要酌減，而且，針劑給予的速度也必須減慢，這種病患也應該時常做腎臟功能追縱檢查才是。腎臟功能不好的人，也能夠而且更能夠受益於「抗衰血癒」的治療，只是醫生應該很小心來處理，才能使這些病人們得到益處。

有一些患有糖尿病、心臟病或高血壓的病人，他們已經習慣每天服用固定質量的藥物多年了，當他們接受「抗衰血癒」治療一段時期之後，因爲他們的病情會變得進步一點，病況會變輕一點，換句話說，他們使用的藥量可能需要調整到輕一點才是。如果這時候，這位病人還繼續使用同樣分量的藥品，那可能就會發生藥物過重的危險。所以，即使是在治療中，你也應該時時與醫生保持聯絡，告訴他你接受治療之後的感覺，需要時，他可能還須要爲你做檢查。如果大家都能夠這麼小心奕奕鄭重其事來做「抗衰血瘀」治療的話，「抗衰血瘀」確是一種十分安全的治療，大家盡可放心來接受。

另外，還有一種現象叫做清除污穢之後的暫時性混濁現象，這在前幾章也已經解釋過了。作者就簡單舉一個例子來說明這個現象。譬如有一條積集很厚污泥的水溝，當我們用鏟子把污泥搗亂時，本來還變清澈的溝水，馬上會變成非常污濁。我們的血管也會發生同樣的變化，本來血管裡面的血液還算變清淨的，現在，接受「抗衰血瘀」治療，E.D.T.A.就像一把鏟子，一下子把血管壁上所沈澱的污泥都搗亂得一塌胡塗混濁不堪。一池混濁的污水，對水溝不會產生什麼樣的問題，可是，一身混濁的血液卻會給身體帶來極大的不舒服。尤其在剛剛開始幾次治療中更容易發生。病人會覺得有點嘔心或者是不大舒服。當這種情形發生時，醫生能夠把藥劑輸入的速度調慢，或者給予一些藥物來爲病人解決這些問題。

還有一些人，會在全身皮膚上長出一些紅點，這種特別的問題，當然也需要些特別的藥物來治療了。好在這些情形都只是暫發性的，經過幾次治療之後，這種類似的事情就會慢慢地消失無縱了。

「抗衰血瘀」治療是利用點滴的方式進行的，有的人對於痛覺特別敏感，忍不了一點點痛，如果你是屬於這一種人的話，就預先告訴你的醫生吧！我們是能夠在點滴的藥液裡面動一些魔術，加上一些藥物，就能夠使你的點滴過程若無其事似的。

有的人，血管很小，醫生不容易找到可以下手的地方，這些就完全須要依靠醫師的技術與經驗了，有時醫師能夠利用一些物理方法，譬如熱敷、加壓等等，或者利用很小的頭皮針來進行治療。如果你的血管因爲針藥外溢而有點脹痛感覺，那麼就請你回家之後做一些熱敷或冷敷，幾個鐘頭之後就會恢復如初了，否則這些血管有時會進而演變成血管炎，那就得不償失了。

【第十一章】

結論

「抗衰血癒」是一種簡單而且具有極多潛在利益的醫療方法。它已經在預防醫學以及治療醫學中被使用多年了。歐美各國，目前都有數以千計的醫生，天天在爲成千上萬的病患做這種治療。

很多很多的文獻都對「抗衰血癒」做極高的評價。作者是在這種情況下，才有幸經由友人介紹而開始這種工作。自從加入了自己的經驗之後，我覺得這種治療比從書本上所知道的還好。幾年來，自己暗中常常這樣想著，爲什麼我們東方人就這麼可憐、這麼沒辦法，這麼好的東西在歐美已經被享用那麼久了，而我們卻連聽都沒聽過。

在兩年前，就已經下定決心，有一天要把這個大好的消息告訴還蒙在鼓裡的東方人，讓大家都知道「抗衰血癒」，讓大家都能享受到「抗衰血癒」的利益。終於，今天我能夠藉著這一本小冊子來完成這幾年來的心願。

希望這本書，能夠爲我們東方的醫學界帶來一些光明，掀起一點浪潮，那時，作者也就覺得如願以償了。

【第十二章】

參考資料

A Textbook on EDTA Chelation Therapy
by Elmer M. Cranton, Ed., 1989

ACAM Protocol for the safe and Effective Administration of Intravenous EDTA Chelation therapy by ACAM, 1989

A Collection of Published Papers Showing the Efficacy of EDTA Chelation Therapy by E. W. McDonagh, DO, C. J. Rudolph, DO, PhD, E. Cheraskin, MD, DMD. 1993

A Pilot Double - Blind Study of Sodium - Magnesium EDTA in Perilpheral Vascular Disease by E. Olszewer, MD, F. Sabnag, MD, I. P. Carter, MD., 1992

Bypassing Bypass - The New Technique of Chelation Therapy by Elmer M. Cranton, MD., 1992

The Scientific Basis of EDTA Chelation Therapy by Bruce Halstead, MD., 1992

Chelation Therapy: New Hope For Victims of Atherosclerosis and Age - Associated Disease by Elmer M. Cranton MD., 1990

ACAM Compilation of 3539 EDTA Abstracts and References by ACAM, 1992

Free Radical Pathology in Age－Associated Disease：Treatment with EDTA Chelation, Nutrition and Antioxidants by Elmer Cranton, MD, James Frackelton, MD., 1990

EDTA Chelation Therapy, Efficacy in Arteriosclerotic Heart Disease by H. Richard Casdorph, MD, PhD., 1991

EDTA Chelation Therapy Ⅱ, Efficacy in Brain Disorders by H. Richard Casdorph, MD, PhD., 1991

EDTA Chelation Theraph Ⅲ, Treatment of Peripheral Arterial Occlusion by H. Richard Casdorph, MD, PhD., 1992

Current Status of EDTA Chelation Therapy in Occlusive Arterial Disease by Elmer Cranton, MD, James Frackelton, MD., 1992

Tired All the Time－How to Regain your Lost Energy by Ronald L. Hoffman, MD.

Solving the Puzzle of Chronic Fatique Syndrome by Michael Rosenbaum, MD, Murray Susser, MD.

Cancer：A New Breakthrough by Virginia Wuerthele－Caspe Livingston, MD., 1975

The Conquest of Cancer by Virginia Wuerthele-
Caspe Livingston, MD., 1983

抗衰血癒
by Chi Hong Yang, MD., 1992

A Controversial Way to Bypass Coronary Surgery
by Jan Hofmann

Neoplastic Infection and Cancer
by Francisco Duran Reynals

Cancer Microbe
by Virginia Livingston, MD.

大展出版社有限公司	圖書目錄

地址：台北市北投區11204
致遠一路二段12巷1號
郵撥： 0166955～1
電話：(02) 8236031
8236033
傳眞：(02) 8272069

• 法律專欄連載 • 電腦編號 58

台大法學院 法律學系／策劃
法律服務社／編著

①別讓您的權利睡著了[1]		200元
②別讓您的權利睡著了[2]		200元

• 秘傳占卜系列 • 電腦編號 14

①手相術	淺野八郎著	150元
②人相術	淺野八郎著	150元
③西洋占星術	淺野八郎著	150元
④中國神奇占卜	淺野八郎著	150元
⑤夢判斷	淺野八郎著	150元
⑥前世、來世占卜	淺野八郎著	150元
⑦法國式血型學	淺野八郎著	150元
⑧靈感、符咒學	淺野八郎著	150元
⑨紙牌占卜學	淺野八郎著	150元
⑩ＥＳＰ超能力占卜	淺野八郎著	150元
⑪猶太數的秘術	淺野八郎著	150元
⑫新心理測驗	淺野八郎著	160元

• 趣味心理講座 • 電腦編號 15

①性格測驗１	探索男與女	淺野八郎著	140元
②性格測驗２	透視人心奧秘	淺野八郎著	140元
③性格測驗３	發現陌生的自己	淺野八郎著	140元
④性格測驗４	發現你的真面目	淺野八郎著	140元
⑤性格測驗５	讓你們吃驚	淺野八郎著	140元
⑥性格測驗６	洞穿心理盲點	淺野八郎著	140元
⑦性格測驗７	探索對方心理	淺野八郎著	140元
⑧性格測驗８	由吃認識自己	淺野八郎著	140元
⑨性格測驗９	戀愛知多少	淺野八郎著	140元

⑩性格測驗10　由裝扮瞭解人心	淺野八郎著	140元
⑪性格測驗11　敲開內心玄機	淺野八郎著	140元
⑫性格測驗12　透視你的未來	淺野八郎著	140元
⑬血型與你的一生	淺野八郎著	140元
⑭趣味推理遊戲	淺野八郎著	160元
⑮行爲語言解析	淺野八郎著	160元

・婦 幼 天 地・電腦編號16

①八萬人減肥成果	黃靜香譯	180元
②三分鐘減肥體操	楊鴻儒譯	150元
③窈窕淑女美髮秘訣	柯素娥譯	130元
④使妳更迷人	成　玉譯	130元
⑤女性的更年期	官舒妍編譯	160元
⑥胎內育兒法	李玉瓊編譯	150元
⑦早產兒袋鼠式護理	唐岱蘭譯	200元
⑧初次懷孕與生產	婦幼天地編譯組	180元
⑨初次育兒12個月	婦幼天地編譯組	180元
⑩斷乳食與幼兒食	婦幼天地編譯組	180元
⑪培養幼兒能力與性向	婦幼天地編譯組	180元
⑫培養幼兒創造力的玩具與遊戲	婦幼天地編譯組	180元
⑬幼兒的症狀與疾病	婦幼天地編譯組	180元
⑭腿部苗條健美法	婦幼天地編譯組	150元
⑮女性腰痛別忽視	婦幼天地編譯組	150元
⑯舒展身心體操術	李玉瓊編譯	130元
⑰三分鐘臉部體操	趙薇妮著	160元
⑱生動的笑容表情術	趙薇妮著	160元
⑲心曠神怡減肥法	川津祐介著	130元
⑳內衣使妳更美麗	陳玄茹譯	130元
㉑瑜伽美姿美容	黃靜香編著	150元
㉒高雅女性裝扮學	陳珮玲譯	180元
㉓蠶糞肌膚美顏法	坂梨秀子著	160元
㉔認識妳的身體	李玉瓊譯	160元
㉕產後恢復苗條體態	居理安・芙萊喬著	200元
㉖正確護髮美容法	山崎伊久江著	180元
㉗安琪拉美姿養生學	安琪拉蘭斯博瑞著	180元
㉘女體性醫學剖析	增田豐著	220元
㉙懷孕與生產剖析	岡部綾子著	180元
㉚斷奶後的健康育兒	東城百合子著	220元

・青 春 天 地・電腦編號 17

①A血型與星座	柯素娥編譯	120元
②B血型與星座	柯素娥編譯	120元
③O血型與星座	柯素娥編譯	120元
④AB血型與星座	柯素娥編譯	120元
⑤青春期性教室	呂貴嵐編譯	130元
⑥事半功倍讀書法	王毅希編譯	150元
⑦難解數學破題	宋釗宜編譯	130元
⑧速算解題技巧	宋釗宜編譯	130元
⑨小論文寫作秘訣	林顯茂編譯	120元
⑪中學生野外遊戲	熊谷康編著	120元
⑫恐怖極短篇	柯素娥編譯	130元
⑬恐怖夜話	小毛驢編譯	130元
⑭恐怖幽默短篇	小毛驢編譯	120元
⑮黑色幽默短篇	小毛驢編譯	120元
⑯靈異怪談	小毛驢編譯	130元
⑰錯覺遊戲	小毛驢編譯	130元
⑱整人遊戲	小毛驢編著	150元
⑲有趣的超常識	柯素娥編譯	130元
⑳哦！原來如此	林慶旺編譯	130元
㉑趣味競賽100種	劉名揚編譯	120元
㉒數學謎題入門	宋釗宜編譯	150元
㉓數學謎題解析	宋釗宜編譯	150元
㉔透視男女心理	林慶旺編譯	120元
㉕少女情懷的自白	李桂蘭編譯	120元
㉖由兄弟姊妹看命運	李玉瓊編譯	130元
㉗趣味的科學魔術	林慶旺編譯	150元
㉘趣味的心理實驗室	李燕玲編譯	150元
㉙愛與性心理測驗	小毛驢編譯	130元
㉚刑案推理解謎	小毛驢編譯	130元
㉛偵探常識推理	小毛驢編譯	130元
㉜偵探常識解謎	小毛驢編譯	130元
㉝偵探推理遊戲	小毛驢編譯	130元
㉞趣味的超魔術	廖玉山編著	150元
㉟趣味的珍奇發明	柯素娥編著	150元
㊱登山用具與技巧	陳瑞菊編著	150元

・健 康 天 地・電腦編號 18

①壓力的預防與治療	柯素娥編譯	130元
②超科學氣的魔力	柯素娥編譯	130元
③尿療法治病的神奇	中尾良一著	130元
④鐵證如山的尿療法奇蹟	廖玉山譯	120元
⑤一日斷食健康法	葉慈容編譯	120元
⑥胃部強健法	陳炳崑譯	120元
⑦癌症早期檢查法	廖松濤譯	160元
⑧老人痴呆症防止法	柯素娥編譯	130元
⑨松葉汁健康飲料	陳麗芬編譯	130元
⑩揉肚臍健康法	永井秋夫著	150元
⑪過勞死、猝死的預防	卓秀貞編譯	130元
⑫高血壓治療與飲食	藤山順豐著	150元
⑬老人看護指南	柯素娥編譯	150元
⑭美容外科淺談	楊啟宏著	150元
⑮美容外科新境界	楊啟宏著	150元
⑯鹽是天然的醫生	西英司郎著	140元
⑰年輕十歲不是夢	梁瑞麟譯	200元
⑱茶料理治百病	桑野和民著	180元
⑲綠茶治病寶典	桑野和民著	150元
⑳杜仲茶養顏減肥法	西田博著	150元
㉑蜂膠驚人療效	瀨長良三郎著	150元
㉒蜂膠治百病	瀨長良三郎著	180元
㉓醫藥與生活	鄭炳全著	180元
㉔鈣長生寶典	落合敏著	180元
㉕大蒜長生寶典	木下繁太郎著	160元
㉖居家自我健康檢查	石川恭三著	160元
㉗永恒的健康人生	李秀鈴譯	200元
㉘大豆卵磷脂長生寶典	劉雪卿譯	150元
㉙芳香療法	梁艾琳譯	160元
㉚醋長生寶典	柯素娥譯	180元
㉛從星座透視健康	席拉・吉蒂斯著	180元
㉜愉悅自在保健學	野本二士夫著	160元
㉝裸睡健康法	丸山淳士等著	160元
㉞糖尿病預防與治療	藤田順豐著	180元
㉟維他命長生寶典	菅原明子著	180元
㊱維他命C新效果	鐘文訓編	150元
㊲手、腳病理按摩	堤芳郎著	160元
㊳AIDS瞭解與預防	彼得塔歇爾著	180元
㊴甲殼質殼聚糖健康法	沈永嘉譯	160元
㊵神經痛預防與治療	木下眞男著	160元
㊶室內身體鍛鍊法	陳炳崑編著	160元

㊷吃出健康藥膳	劉大器編著	180元
㊸自我指壓術	蘇燕謀編著	160元
㊹紅蘿蔔汁斷食療法	李玉瓊編著	150元
㊺洗心術健康秘法	竺翠萍編譯	170元
㊻枇杷葉健康療法	柯素娥編譯	180元
㊼抗衰血癒	楊啟宏著	180元

•實用女性學講座• 電腦編號 19

①解讀女性內心世界	島田一男著	150元
②塑造成熟的女性	島田一男著	150元
③女性整體裝扮學	黃靜香編著	180元
④女性應對禮儀	黃靜香編著	180元

•校 園 系 列• 電腦編號 20

①讀書集中術	多湖輝著	150元
②應考的訣竅	多湖輝著	150元
③輕鬆讀書贏得聯考	多湖輝著	150元
④讀書記憶秘訣	多湖輝著	150元
⑤視力恢復！超速讀術	江錦雲譯	180元

•實用心理學講座• 電腦編號 21

①拆穿欺騙伎倆	多湖輝著	140元
②創造好構想	多湖輝著	140元
③面對面心理術	多湖輝著	160元
④偽裝心理術	多湖輝著	140元
⑤透視人性弱點	多湖輝著	140元
⑥自我表現術	多湖輝著	150元
⑦不可思議的人性心理	多湖輝著	150元
⑧催眠術入門	多湖輝著	150元
⑨責罵部屬的藝術	多湖輝著	150元
⑩精神力	多湖輝著	150元
⑪厚黑說服術	多湖輝著	150元
⑫集中力	多湖輝著	150元
⑬構想力	多湖輝著	150元
⑭深層心理術	多湖輝著	160元
⑮深層語言術	多湖輝著	160元
⑯深層說服術	多湖輝著	180元
⑰掌握潛在心理	多湖輝著	160元

⑱洞悉心理陷阱　多湖輝著　180元

・超現實心理講座・電腦編號 22

①超意識覺醒法　詹蔚芬編譯　130元
②護摩秘法與人生　劉名揚編譯　130元
③秘法！超級仙術入門　陸　明譯　150元
④給地球人的訊息　柯素娥編著　150元
⑤密教的神通力　劉名揚編著　130元
⑥神秘奇妙的世界　平川陽一著　180元
⑦地球文明的超革命　吳秋嬌譯　200元
⑧力量石的秘密　吳秋嬌譯　180元
⑨超能力的靈異世界　馬小莉譯　200元

・養 生 保 健・電腦編號 23

①醫療養生氣功　黃孝寬著　250元
②中國氣功圖譜　余功保著　230元
③少林醫療氣功精粹　井玉蘭著　250元
④龍形實用氣功　吳大才等著　220元
⑤魚戲增視強身氣功　宮　嬰著　220元
⑥嚴新氣功　前新培金著　250元
⑦道家玄牝氣功　張　章著　200元
⑧仙家秘傳袪病功　李遠國著　160元
⑨少林十大健身功　秦慶豐著　180元
⑩中國自控氣功　張明武著　250元
⑪醫療防癌氣功　黃孝寬著　250元
⑫醫療強身氣功　黃孝寬著　250元
⑬醫療點穴氣功　黃孝寬著　220元
⑭中國八卦如意功　趙維漢著　180元
⑮正宗馬禮堂養氣功　馬禮堂著　420元

・社會人智囊・電腦編號 24

①糾紛談判術　清水增三著　160元
②創造關鍵術　淺野八郎著　150元
③觀人術　淺野八郎著　180元
④應急詭辯術　廖英迪編著　160元
⑤天才家學習術　木原武一著　160元
⑥猫型狗式鑑人術　淺野八郎著　180元
⑦逆轉運掌握術　淺野八郎著　180元

⑧人際圓融術　澀谷昌三著　160元
⑨解讀人心術　淺野八郎著　180元
⑩與上司水乳交融術　秋元隆司著　180元

•精 選 系 列• 電腦編號25

①毛澤東與鄧小平　渡邊利夫等著　280元
②中國大崩裂　江戶介雄著　180元
③台灣•亞洲奇蹟　上村幸治著　220元
④7-ELEVEN高盈收策略　國友隆一著　180元
⑤台灣獨立　森　詠著　200元
⑥迷失中國的末路　江戶雄介著　220元
⑦2000年5月全世界毀滅　紫藤甲子男著　180元

•運 動 遊 戲• 電腦編號26

①雙人運動　李玉瓊譯　160元
②愉快的跳繩運動　廖玉山譯　180元
③運動會項目精選　王佑京譯　150元
④肋木運動　廖玉山譯　150元
⑤測力運動　王佑宗譯　150元

•銀髮族智慧學• 電腦編號28

①銀髮六十樂逍遙　多湖輝著　170元
②人生六十反年輕　多湖輝著　170元

•心 靈 雅 集• 電腦編號00

①禪言佛語看人生　松濤弘道著　180元
②禪密教的奧秘　葉逯謙譯　120元
③觀音大法力　田口日勝著　120元
④觀音法力的大功德　田口日勝著　120元
⑤達摩禪106智慧　劉華亭編譯　150元
⑥有趣的佛教研究　葉逯謙編譯　120元
⑦夢的開運法　蕭京凌譯　130元
⑧禪學智慧　柯素娥編譯　130元
⑨女性佛教入門　許俐萍譯　110元
⑩佛像小百科　心靈雅集編譯組　130元
⑪佛教小百科趣談　心靈雅集編譯組　120元
⑫佛教小百科漫談　心靈雅集編譯組　150元

⑬佛教知識小百科	心靈雅集編譯組	150元
⑭佛學名言智慧	松濤弘道著	220元
⑮釋迦名言智慧	松濤弘道著	220元
⑯活人禪	平田精耕著	120元
⑰坐禪入門	柯素娥編譯	120元
⑱現代禪悟	柯素娥編譯	130元
⑲道元禪師語錄	心靈雅集編譯組	130元
⑳佛學經典指南	心靈雅集編譯組	130元
㉑何謂「生」　阿含經	心靈雅集編譯組	150元
㉒一切皆空　般若心經	心靈雅集編譯組	150元
㉓超越迷惘　法句經	心靈雅集編譯組	130元
㉔開拓宇宙觀　華嚴經	心靈雅集編譯組	130元
㉕真實之道　法華經	心靈雅集編譯組	130元
㉖自由自在　涅槃經	心靈雅集編譯組	130元
㉗沈默的教示　維摩經	心靈雅集編譯組	150元
㉘開通心眼　佛語佛戒	心靈雅集編譯組	130元
㉙揭秘寶庫　密教經典	心靈雅集編譯組	130元
㉚坐禪與養生	廖松濤譯	110元
㉛釋尊十戒	柯素娥編譯	120元
㉜佛法與神通	劉欣如編著	120元
㉝悟（正法眼藏的世界）	柯素娥編譯	120元
㉞只管打坐	劉欣如編著	120元
㉟喬答摩・佛陀傳	劉欣如編著	120元
㊱唐玄奘留學記	劉欣如編著	120元
㊲佛教的人生觀	劉欣如編譯	110元
㊳無門關（上卷）	心靈雅集編譯組	150元
㊴無門關（下卷）	心靈雅集編譯組	150元
㊵業的思想	劉欣如編著	130元
㊶佛法難學嗎	劉欣如著	140元
㊷佛法實用嗎	劉欣如著	140元
㊸佛法殊勝嗎	劉欣如著	140元
㊹因果報應法則	李常傳編	140元
㊺佛教醫學的奧秘	劉欣如編著	150元
㊻紅塵絕唱	海　若著	130元
㊼佛教生活風情	洪丕謨、姜玉珍著	220元
㊽行住坐臥有佛法	劉欣如著	160元
㊾起心動念是佛法	劉欣如著	160元
㊿四字禪語	曹洞宗青年會	200元
51妙法蓮華經	劉欣如編著	160元

㊾根本佛教與大乘佛教　葉作森編　元

・經 營 管 理・電腦編號01

◎創新經營管理六十六大計（精）	蔡弘文編	780元
①如何獲取生意情報	蘇燕謀譯	110元
②經濟常識問答	蘇燕謀譯	130元
③股票致富68秘訣	簡文祥譯	200元
④台灣商戰風雲錄	陳中雄著	120元
⑤推銷大王秘錄	原一平著	180元
⑥新創意・賺大錢	王家成譯	90元
⑦工廠管理新手法	琪　輝著	120元
⑧奇蹟推銷術	蘇燕謀譯	100元
⑨經營參謀	柯順隆譯	120元
⑩美國實業24小時	柯順隆譯	80元
⑪撼動人心的推銷法	原一平著	150元
⑫高竿經營法	蔡弘文編	120元
⑬如何掌握顧客	柯順隆譯	150元
⑭一等一賺錢策略	蔡弘文編	120元
⑯成功經營妙方	鐘文訓著	120元
⑰一流的管理	蔡弘文編	150元
⑱外國人看中韓經濟	劉華亭譯	150元
⑲企業不良幹部群相	琪輝編著	120元
⑳突破商場人際學	林振輝編著	90元
㉑無中生有術	琪輝編著	140元
㉒如何使女人打開錢包	林振輝編著	100元
㉓操縱上司術	邑井操著	90元
㉔小公司經營策略	王嘉誠著	160元
㉕成功的會議技巧	鐘文訓編譯	100元
㉖新時代老闆學	黃柏松編著	100元
㉗如何創造商場智囊團	林振輝編譯	150元
㉘十分鐘推銷術	林振輝編譯	180元
㉙五分鐘育才	黃柏松編譯	100元
㉚成功商場戰術	陸明編譯	100元
㉛商場談話技巧	劉華亭編譯	120元
㉜企業帝王學	鐘文訓譯	90元
㉝自我經濟學	廖松濤編譯	100元
㉞一流的經營	陶田生編著	120元
㉟女性職員管理術	王昭國編譯	120元
㊱ＩＢＭ的人事管理	鐘文訓編譯	150元
㊲現代電腦常識	王昭國編譯	150元

㊳電腦管理的危機	鐘文訓編譯	120元
㊴如何發揮廣告效果	王昭國編譯	150元
㊵最新管理技巧	王昭國編譯	150元
㊶一流推銷術	廖松濤編譯	150元
㊷包裝與促銷技巧	王昭國編譯	130元
㊸企業王國指揮塔	松下幸之助著	120元
㊹企業精銳兵團	松下幸之助著	120元
㊺企業人事管理	松下幸之助著	100元
㊻華僑經商致富術	廖松濤編譯	130元
㊼豐田式銷售技巧	廖松濤編譯	180元
㊽如何掌握銷售技巧	王昭國編著	130元
㊿洞燭機先的經營	鐘文訓編譯	150元
52新世紀的服務業	鐘文訓編譯	100元
53成功的領導者	廖松濤編譯	120元
54女推銷員成功術	李玉瓊編譯	130元
55ＩＢＭ人才培育術	鐘文訓編譯	100元
56企業人自我突破法	黃琪輝編著	150元
58財富開發術	蔡弘文編著	130元
59成功的店舖設計	鐘文訓編著	150元
61企管回春法	蔡弘文編著	130元
62小企業經營指南	鐘文訓編譯	100元
63商場致勝名言	鐘文訓編譯	150元
64迎接商業新時代	廖松濤編譯	100元
66新手股票投資入門	何朝乾　編	180元
67上揚股與下跌股	何朝乾編譯	180元
68股票速成學	何朝乾編譯	180元
69理財與股票投資策略	黃俊豪編著	180元
70黃金投資策略	黃俊豪編著	180元
71厚黑管理學	廖松濤編譯	180元
72股市致勝格言	呂梅莎編譯	180元
73透視西武集團	林谷燁編譯	150元
76巡迴行銷術	陳蒼杰譯	150元
77推銷的魔術	王嘉誠譯	120元
7860秒指導部屬	周蓮芬編譯	150元
79精銳女推銷員特訓	李玉瓊編譯	130元
80企劃、提案、報告圖表的技巧	鄭　汶　譯	180元
81海外不動產投資	許達守編譯	150元
82八百伴的世界策略	李玉瓊譯	150元
83服務業品質管理	吳宜芬譯	180元
84零庫存銷售	黃東謙編譯	150元
85三分鐘推銷管理	劉名揚編譯	150元

⑧⑥推銷大王奮鬥史　原一平著　150元
⑧⑦豐田汽車的生產管理　林谷燁編譯　150元

•成功寶庫•電腦編號02

①上班族交際術　江森滋著　100元
②拍馬屁訣竅　廖玉山編譯　110元
④聽話的藝術　歐陽輝編譯　110元
⑨求職轉業成功術　陳　義編著　110元
⑩上班族禮儀　廖玉山編著　120元
⑪接近心理學　李玉瓊編著　100元
⑫創造自信的新人生　廖松濤編著　120元
⑭上班族如何出人頭地　廖松濤編著　100元
⑮神奇瞬間瞑想法　廖松濤編譯　100元
⑯人生成功之鑰　楊意苓編著　150元
⑲給企業人的諍言　鐘文訓編著　120元
⑳企業家自律訓練法　陳　義編譯　100元
㉑上班族妖怪學　廖松濤編著　100元
㉒猶太人縱橫世界的奇蹟　孟佑政編著　110元
㉓訪問推銷術　黃靜香編著　130元
㉕你是上班族中強者　嚴思圖編著　100元
㉖向失敗挑戰　黃靜香編著　100元
㉙機智應對術　李玉瓊編著　130元
㉚成功頓悟100則　蕭京凌編譯　130元
㉛掌握好運100則　蕭京凌編譯　110元
㉜知性幽默　李玉瓊編譯　130元
㉝熟記對方絕招　黃靜香編譯　100元
㉞男性成功秘訣　陳蒼杰編譯　130元
㊱業務員成功秘方　李玉瓊編著　120元
㊲察言觀色的技巧　劉華亭編著　130元
㊳一流領導力　施義彥編譯　120元
㊴一流說服力　李玉瓊編著　130元
㊵30秒鐘推銷術　廖松濤編譯　150元
㊶猶太成功商法　周蓮芬編譯　120元
㊷尖端時代行銷策略　陳蒼杰編著　100元
㊸顧客管理學　廖松濤編著　100元
㊹如何使對方說Yes　程　羲編著　150元
㊺如何提高工作效率　劉華亭編著　150元
㊼上班族口才學　楊鴻儒譯　120元
㊽上班族新鮮人須知　程　羲編著　120元
㊾如何左右逢源　程　羲編著　130元

(50)語言的心理戰	多湖輝著	130元
(51)扣人心弦演說術	劉名揚編著	120元
(53)如何增進記憶力、集中力	廖松濤譯	130元
(55)性惡企業管理學	陳蒼杰譯	130元
(56)自我啟發200招	楊鴻儒編著	150元
(57)做個傑出女職員	劉名揚編著	130元
(58)靈活的集團營運術	楊鴻儒編著	120元
(60)個案研究活用法	楊鴻儒編著	130元
(61)企業教育訓練遊戲	楊鴻儒編著	120元
(62)管理者的智慧	程　義編譯	130元
(63)做個佼佼管理者	馬筱莉編譯	130元
(64)智慧型說話技巧	沈永嘉編譯	130元
(66)活用佛學於經營	松濤弘道著	150元
(67)活用禪學於企業	柯素娥編譯	130元
(68)詭辯的智慧	沈永嘉編譯	150元
(69)幽默詭辯術	廖玉山編譯	150元
(70)拿破崙智慧箴言	柯素娥編譯	130元
(71)自我培育・超越	蕭京凌編譯	150元
(74)時間即一切	沈永嘉編譯	130元
(75)自我脫胎換骨	柯素娥譯	150元
(76)贏在起跑點—人才培育鐵則	楊鴻儒編譯	150元
(77)做一枚活棋	李玉瓊編譯	130元
(78)面試成功戰略	柯素娥編譯	130元
(79)自我介紹與社交禮儀	柯素娥編譯	150元
(80)說NO的技巧	廖玉山編譯	130元
(81)瞬間攻破心防法	廖玉山編譯	120元
(82)改變一生的名言	李玉瓊編譯	130元
(83)性格性向創前程	楊鴻儒編譯	130元
(84)訪問行銷新竅門	廖玉山編譯	150元
(85)無所不達的推銷話術	李玉瓊編譯	150元

・處世智慧・電腦編號03

①如何改變你自己	陸明編譯	120元
④幽默說話術	林振輝編譯	120元
⑤讀書36計	黃柏松編譯	120元
⑥靈感成功術	譚繼山編譯	80元
⑧扭轉一生的五分鐘	黃柏松編譯	100元
⑨知人、知面、知其心	林振輝譯	110元
⑩現代人的詭計	林振輝譯	100元
⑫如何利用你的時間	蘇遠謀譯	80元

⑬口才必勝術	黃柏松編譯	120元
⑭女性的智慧	譚繼山編譯	90元
⑮如何突破孤獨	張文志編譯	80元
⑯人生的體驗	陸明編譯	80元
⑰微笑社交術	張芳明譯	90元
⑱幽默吹牛術	金子登著	90元
⑲攻心說服術	多湖輝著	100元
⑳當機立斷	陸明編譯	70元
㉑勝利者的戰略	宋恩臨編譯	80元
㉒如何交朋友	安紀芳編著	70元
㉓鬥智奇謀（諸葛孔明兵法）	陳炳崑著	70元
㉔慧心良言	亦　奇著	80元
㉕名家慧語	蔡逸鴻主編	90元
㉗稱霸者啟示金言	黃柏松編譯	90元
㉘如何發揮你的潛能	陸明編譯	90元
㉙女人身態語言學	李常傳譯	130元
㉚摸透女人心	張文志譯	90元
㉛現代戀愛秘訣	王家成譯	70元
㉜給女人的悄悄話	妮倩編譯	90元
㉞如何開拓快樂人生	陸明編譯	90元
㉟驚人時間活用法	鐘文訓譯	80元
㊱成功的捷徑	鐘文訓譯	70元
㊲幽默逗笑術	林振輝著	120元
㊳活用血型讀書法	陳炳崑譯	80元
㊴心　燈	葉于模著	100元
㊵當心受騙	林顯茂譯	90元
㊶心・體・命運	蘇燕謀譯	70元
㊷如何使頭腦更敏銳	陸明編譯	70元
㊸宮本武藏五輪書金言錄	宮本武藏著	100元
㊺勇者的智慧	黃柏松編譯	80元
㊼成熟的愛	林振輝譯	120元
㊽現代女性駕馭術	蔡德華著	90元
㊾禁忌遊戲	酒井潔著	90元
(52)摸透男人心	劉華亭編譯	80元
(53)如何達成願望	謝世輝著	90元
(54)創造奇蹟的「想念法」	謝世輝著	90元
(55)創造成功奇蹟	謝世輝著	90元
(56)男女幽默趣典	劉華亭譯	90元
(57)幻想與成功	廖松濤譯	80元
(58)反派角色的啟示	廖松濤編譯	70元
(59)現代女性須知	劉華亭編著	75元

(61)機智說話術	劉華亭編譯	100元
(62)如何突破內向	姜倩怡編譯	110元
(64)讀心術入門	王家成編譯	100元
(65)如何解除內心壓力	林美羽編著	110元
(66)取信於人的技巧	多湖輝著	110元
(67)如何培養堅強的自我	林美羽編著	90元
(68)自我能力的開拓	卓一凡編著	110元
(70)縱橫交涉術	嚴思圖編著	90元
(71)如何培養妳的魅力	劉文珊編著	90元
(72)魅力的力量	姜倩怡編著	90元
(73)金錢心理學	多湖輝著	100元
(74)語言的圈套	多湖輝著	110元
(75)個性膽怯者的成功術	廖松濤編譯	100元
(76)人性的光輝	文可式編著	90元
(78)驚人的速讀術	鐘文訓編譯	90元
(79)培養靈敏頭腦秘訣	廖玉山編著	90元
(80)夜晚心理術	鄭秀美編譯	80元
(81)如何做個成熟的女性	李玉瓊編著	80元
(82)現代女性成功術	劉文珊編著	90元
(83)成功說話技巧	梁惠珠編譯	100元
(84)人生的真諦	鐘文訓編譯	100元
(85)妳是人見人愛的女孩	廖松濤編著	120元
(87)指尖・頭腦體操	蕭京凌編譯	90元
(88)電話應對禮儀	蕭京凌編著	120元
(89)自我表現的威力	廖松濤編譯	100元
(90)名人名語啟示錄	喬家楓編著	100元
(91)男與女的哲思	程鐘梅編譯	110元
(92)靈思慧語	牧　風著	110元
(93)心靈夜語	牧　風著	100元
(94)激盪腦力訓練	廖松濤編譯	100元
(95)三分鐘頭腦活性法	廖玉山編譯	110元
(96)星期一的智慧	廖玉山編譯	100元
(97)溝通說服術	賴文琇編譯	100元
(98)超速讀超記憶法	廖松濤編譯	140元

・健康與美容・電腦編號04

①B型肝炎預防與治療	曾慧琪譯	130元
③媚酒傳（中國王朝秘酒）	陸明主編	120元
④藥酒與健康果菜汁	成玉主編	150元
⑤中國回春健康術	蔡一藩著	100元

⑥奇蹟的斷食療法	蘇燕謀譯	110元
⑧健美食物法	陳炳崑譯	120元
⑨驚異的漢方療法	唐龍編著	90元
⑩不老強精食	唐龍編著	100元
⑪經脈美容法	月乃桂子著	90元
⑫五分鐘跳繩健身法	蘇明達譯	100元
⑬睡眠健康法	王家成譯	80元
⑭你就是名醫	張芳明譯	90元
⑮如何保護你的眼睛	蘇燕謀譯	70元
⑲釋迦長壽健康法	譚繼山譯	90元
⑳腳部按摩健康法	譚繼山譯	120元
㉑自律健康法	蘇明達譯	90元
㉓身心保健座右銘	張仁福著	160元
㉔腦中風家庭看護與運動治療	林振輝譯	100元
㉕秘傳醫學人相術	成玉主編	120元
㉖導引術入門(1)治療慢性病	成玉主編	110元
㉗導引術入門(2)健康・美容	成玉主編	110元
㉘導引術入門(3)身心健康法	成玉主編	110元
㉙妙用靈藥・蘆薈	李常傳譯	150元
㉚萬病回春百科	吳通華著	150元
㉛初次懷孕的10個月	成玉編譯	130元
㉜中國秘傳氣功治百病	陳炳崑編譯	130元
㉞仙人成仙術	陸明編譯	100元
㉟仙人長生不老學	陸明編譯	100元
㊱釋迦秘傳米粒刺激法	鐘文訓譯	120元
㊲痔・治療與預防	陸明編譯	130元
㊳自我防身絕技	陳炳崑編譯	120元
㊴運動不足時疲勞消除法	廖松濤譯	110元
㊵三溫暖健康法	鐘文訓編譯	90元
㊸維他命與健康	鐘文訓譯	150元
㊺森林浴—綠的健康法	劉華亭編譯	80元
㊼導引術入門(4)酒浴健康法	成玉主編	90元
㊽導引術入門(5)不老回春法	成玉主編	90元
㊾山白竹(劍竹)健康法	鐘文訓譯	90元
㊿解救你的心臟	鐘文訓編譯	100元
51牙齒保健法	廖玉山譯	90元
52超人氣功法	陸明編譯	110元
53超能力秘密開發法	廖松濤譯	80元
54借力的奇蹟(1)	力拔山著	100元
55借力的奇蹟(2)	力拔山著	100元
56五分鐘小睡健康法	呂添發撰	120元

㊼禿髮、白髮預防與治療	陳炳崑撰	120元
㊾艾草健康法	張汝明編譯	90元
㊿一分鐘健康診斷	蕭京凌編譯	90元
61念術入門	黃靜香編譯	90元
62念術健康法	黃靜香編譯	90元
63健身回春法	梁惠珠編譯	100元
64姿勢養生法	黃秀娟編譯	90元
65仙人瞑想法	鐘文訓譯	120元
66人蔘的神效	林慶旺譯	100元
67奇穴治百病	吳通華著	120元
68中國傳統健康法	靳海東著	100元
69下半身減肥法	納他夏・史達賓著	110元
70使妳的肌膚更亮麗	楊　皓編譯	100元
71酵素健康法	楊　皓編譯	120元
73腰痛預防與治療	五味雅吉著	100元
74如何預防心臟病・腦中風	譚定長等著	100元
75少女的生理秘密	蕭京凌譯	120元
76頭部按摩與針灸	楊鴻儒譯	100元
77雙極療術入門	林聖道著	100元
78氣功自療法	梁景蓮著	120元
79大蒜健康法	李玉瓊編譯	100元
81健胸美容秘訣	黃靜香譯	120元
82鍺奇蹟療效	林宏儒譯	120元
83三分鐘健身運動	廖玉山譯	120元
84尿療法的奇蹟	廖玉山譯	120元
85神奇的聚積療法	廖玉山譯	120元
86預防運動傷害伸展體操	楊鴻儒編譯	120元
88五日就能改變你	柯素娥譯	110元
89三分鐘氣功健康法	陳美華譯	120元
90痛風劇痛消除法	余昇凌譯	120元
91道家氣功術	早島正雄著	130元
92氣功減肥術	早島正雄著	120元
93超能力氣功法	柯素娥譯	130元
94氣的瞑想法	早島正雄著	120元

・家庭／生活・電腦編號 05

①單身女郎生活經驗談	廖玉山編著	100元
②血型・人際關係	黃靜編著	120元
③血型・妻子	黃靜編著	110元
④血型・丈夫	廖玉山編譯	130元

⑤血型・升學考試	沈永嘉編譯	120元
⑥血型・臉型・愛情	鐘文訓編譯	120元
⑦現代社交須知	廖松濤編譯	100元
⑧簡易家庭按摩	鐘文訓編譯	150元
⑨圖解家庭看護	廖玉山編譯	120元
⑩生男育女隨心所欲	岡正基編著	160元
⑪家庭急救治療法	鐘文訓編著	100元
⑫新孕婦體操	林曉鐘譯	120元
⑬從食物改變個性	廖玉山編譯	100元
⑭藥草的自然療法	東城百合子著	200元
⑮糙米菜食與健康料理	東城百合子著	180元
⑯現代人的婚姻危機	黃　靜編著	90元
⑰親子遊戲　0歲	林慶旺編譯	100元
⑱親子遊戲　1～2歲	林慶旺編譯	110元
⑲親子遊戲　3歲	林慶旺編譯	100元
⑳女性醫學新知	林曉鐘編譯	130元
㉑媽媽與嬰兒	張汝明編譯	180元
㉒生活智慧百科	黃　靜編譯	100元
㉓手相・健康・你	林曉鐘編譯	120元
㉔菜食與健康	張汝明編譯	110元
㉕家庭素食料理	陳東達著	140元
㉖性能力活用秘法	米開・尼里著	150元
㉗兩性之間	林慶旺編譯	120元
㉘性感經穴健康法	蕭京凌編譯	150元
㉙幼兒推拿健康法	蕭京凌編譯	100元
㉚談中國料理	丁秀山編著	100元
㉛舌技入門	增田豐　著	160元
㉜預防癌症的飲食法	黃靜香編譯	150元
㉝性與健康寶典	黃靜香編譯	180元
㉞正確避孕法	蕭京凌編譯	130元
㉟吃的更漂亮美容食譜	楊萬里著	120元
㊱圖解交際舞速成	鐘文訓編譯	150元
㊲觀相導引術	沈永嘉譯	130元
㊳初為人母12個月	陳義譯	130元
㊴圖解麻將入門	顧安行編譯	160元
㊵麻將必勝秘訣	石利夫編譯	160元
㊶女性一生與漢方	蕭京凌編譯	100元
㊷家電的使用與修護	鐘文訓編譯	160元
㊸錯誤的家庭醫療法	鐘文訓編譯	100元
㊹簡易防身術	陳慧珍編譯	130元
㊺茶健康法	鐘文訓編譯	130元

㊻雞尾酒大全	劉雪卿譯	180元
㊼生活的藝術	沈永嘉編著	120元
㊽雜草雜果健康法	沈永嘉編著	120元
㊾如何選擇理想妻子	荒谷慈著	110元
㊿如何選擇理想丈夫	荒谷慈著	110元
51中國食與性的智慧	根本光人著	150元
52開運法話	陳宏男譯	100元
53禪語經典＜上＞	平田精耕著	150元
54禪語經典＜下＞	平田精耕著	150元
55手掌按摩健康法	鐘文訓譯	180元
56脚底按摩健康法	鐘文訓譯	150元
57仙道運氣健身法	高藤聰一郎著	150元
58健心、健體呼吸法	蕭京凌譯	120元
59自彊術入門	蕭京凌譯	120元
60指技入門	增田豐著	160元
61下半身鍛鍊法	增田豐著	180元
62表象式學舞法	黃靜香編譯	180元
63圖解家庭瑜伽	鐘文訓譯	130元
64食物治療寶典	黃靜香編譯	130元
65智障兒保育入門	楊鴻儒譯	130元
66自閉兒童指導入門	楊鴻儒譯	180元
67乳癌發現與治療	黃靜香譯	130元
68盆栽培養與欣賞	廖啟新編譯	180元
69世界手語入門	蕭京凌編譯	180元
70賽馬必勝法	李錦雀編譯	200元
71中藥健康粥	蕭京凌編譯	120元
72健康食品指南	劉文珊編譯	130元
73健康長壽飲食法	鐘文訓編譯	150元
74夜生活規則	增田豐著	120元
75自製家庭食品	鐘文訓編譯	200元
76仙道帝王招財術	廖玉山譯	130元
77「氣」的蓄財術	劉名揚譯	130元
78佛教健康法入門	劉名揚譯	130元
79男女健康醫學	郭汝蘭譯	150元
80成功的果樹培育法	張煌編譯	130元
81實用家庭菜園	孔翔儀編譯	130元
82氣與中國飲食法	柯素娥編譯	130元
83世界生活趣譚	林其英著	160元
84胎教二八〇天	鄭淑美譯	180元
85酒自己動手釀	柯素娥編著	160元
86自己動「手」健康法	手嶋曻著	160元

⑧⑦香味活用法	森田洋子著	160元
⑧⑧寰宇趣聞搜奇	林其英著	200元

・命理與預言・電腦編號06

①星座算命術	張文志譯	120元
③圖解命運學	陸明編著	200元
④中國秘傳面相術	陳炳崑編著	110元
⑤輪迴法則（生命轉生的秘密）	五島勉著	80元
⑥命名彙典	水雲居士編著	180元
⑦簡明紫微斗術命運學	唐龍編著	130元
⑧住宅風水吉凶判斷法	琪輝編譯	180元
⑨鬼谷算命秘術	鬼谷子著	150元
⑩中國算命占星學	陸　明著	120元
⑪女性星魂術	岩滿羅門著	200元
⑫簡明四柱推命學	李常傳編譯	150元
⑬手相鑑定奧秘	高山東明著	200元
⑭簡易精確手相	高山東明著	200元
⑮啟示錄中的世界末日	蘇燕謀編譯	80元
⑯簡明易占學	黃小娥著	100元
⑰指紋算命學	邱夢蕾譯	90元
⑱樸克牌占卜入門	王家成譯	100元
⑲Ａ血型與十二生肖	鄒雲英編譯	90元
⑳Ｂ血型與十二生肖	鄒雲英編譯	90元
㉑Ｏ血型與十二生肖	鄒雲英編譯	100元
㉒ＡＢ血型與十二生肖	鄒雲英編譯	90元
㉓筆跡占卜學	周子敬著	120元
㉔神秘消失的人類	林達中譯	80元
㉕世界之謎與怪談	陳炳崑譯	80元
㉖符咒術入門	柳玉山人編	150元
㉗神奇的白符咒	柳玉山人編	160元
㉘神奇的紫符咒	柳玉山人編	200元
㉙秘咒魔法開運術	吳慧鈴編譯	180元
㉚中國式面相學入門	蕭京凌編著	90元
㉛改變命運的手相術	鐘文訓編著	120元
㉜黃帝手相占術	鮑黎明著	230元
㉝惡魔的咒法	杜美芳譯	230元
㉞脚相開運術	王瑞禎譯	130元
㉟面相開運術	許麗玲譯	150元
㊱房屋風水與運勢	邱震睿編譯	160元
㊲商店風水與運勢	邱震睿編譯	200元

國家圖書館出版品預行編目資料

抗衰血癒／楊啓宏著
── 初版，── 臺北市，大展，民85
面；　　公分，──（健康天地；47）
ISBN 957-557-591-1（平裝）

1.藥物治療

418.87　　85002671

楊啓宏醫師聯絡地址
CH1. H. YANG.M.D
P.O.Box 2532
SAN GABRIEL, CA.91778－2532
U.S.A.

抗衰血癒　　ISBN 957-557-591-1

著　者／楊　啓　宏
發行人／蔡　森　明
出版者／大展出版社有限公司
社　址／台北市北投區（石牌）致遠一路2段12巷1號
電　話／（02）8236031・8236033
傳　真／（02）8272069
郵政劃撥／0166955-1
登記證／局版臺業字第2171號
承印者／高星企業有限公司
裝　訂／日新裝訂所
排版者／弘益電腦排版有限公司
電　話／（02）5611592
初　版／1996年（民85年）5月
定　價／180元

●本書若有破損缺頁敬請寄回本社更換●

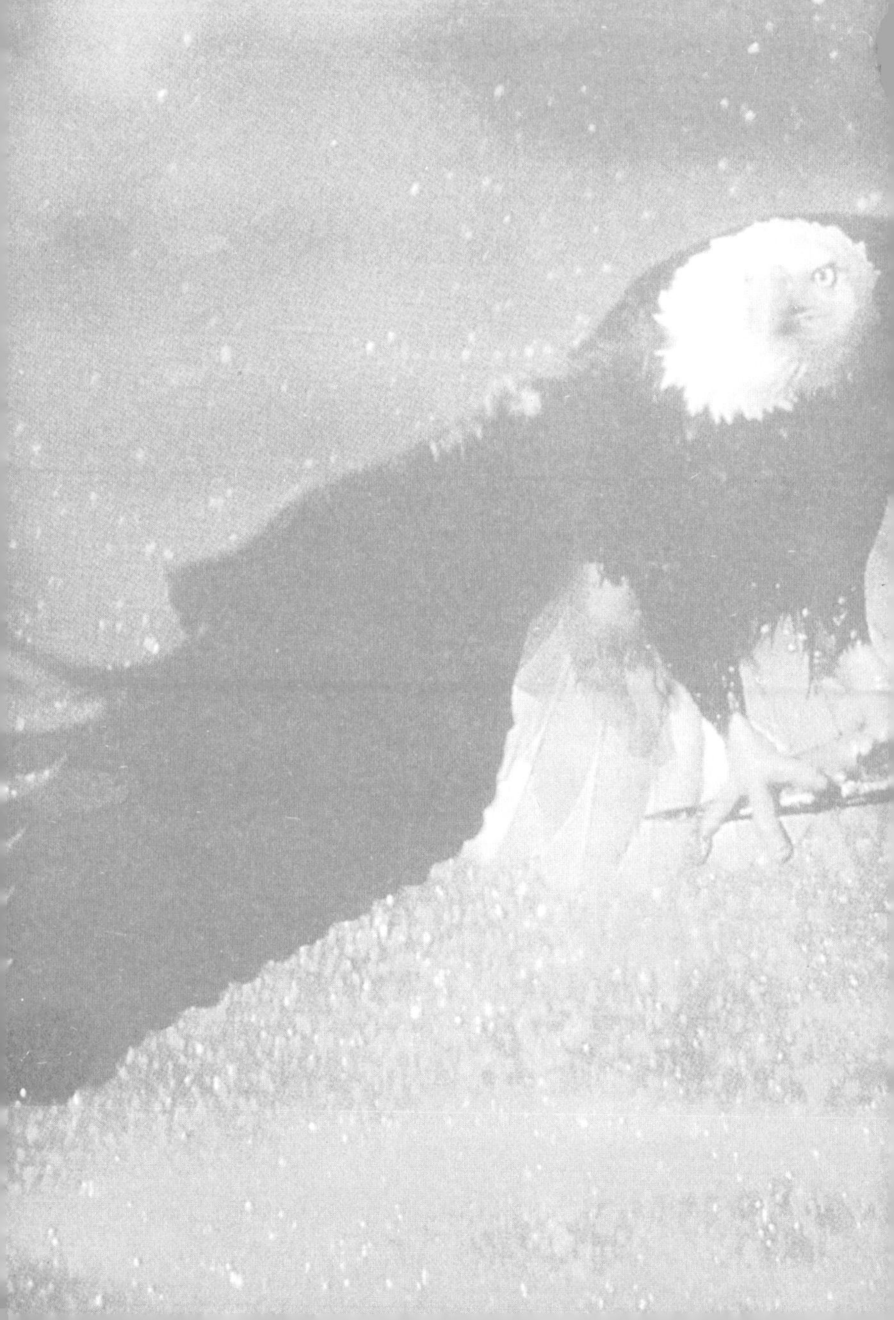